Dʳ André LELONG

ANCIEN EXTERNE DES HOPITAUX DE PARIS
MÉDAILLE DE BRONZE DE L'ASSISTANCE PUBLIQUE

De l'Hémorragie rétro-placentaire d'origine traumatique

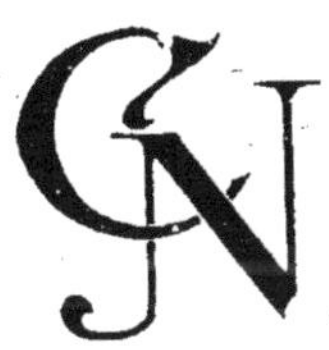

PARIS

ANCⁿᵉ LIBRAIRIE G. CARRÉ ET C. NAUD

C. NAUD, ÉDITEUR

3, RUE RACINE, 3

1901

Dᴿ André LELONG

ANCIEN EXTERNE DES HOPITAUX DE PARIS
MÉDAILLE DE BRONZE DE L'ASSISTANCE PUBLIQUE

De l'Hémorragie rétro-placentaire d'origine traumatique

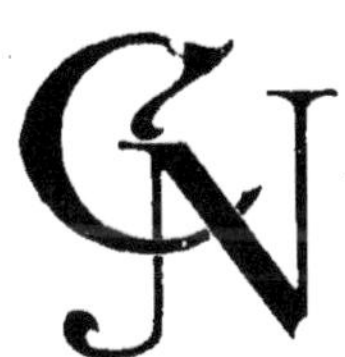

PARIS

ANCⁿᵉ LIBRAIRIE G. CARRÉ ET C. NAUD

C. NAUD, ÉDITEUR

3, RUE RACINE, 3

1901

A MON PÈRE ET A MA MÈRE

A MON ONCLE

LE DOCTEUR MARCEL LELONG

MÉDECIN DE L'HÔTEL-DIEU DE CHARTRES

Mes meilleurs remerciements pour la profonde affection qu'il m'a toujours témoignée et pour les conseils bienveillants et éclairés qu'il n'a cessé de me prodiguer au cours de mes études.

A MON PRÉSIDENT DE THÈSE

MONSIEUR LE PROFESSEUR PINARD

PROFESSEUR DE CLINIQUE OBSTÉTRICALE A LA FACULTÉ DE MÉDECINE DE PARIS
MEMBRE DE L'ACADÉMIE DE MÉDECINE
CHEVALIER DE LA LÉGION D'HONNEUR

DE

L'HÉMORRAGIE RÉTRO-PLACENTAIRE
D'ORIGINE TRAUMATIQUE

INTRODUCTION

L'existence du décollement prématuré du placenta n'est pas douteuse, quoiqu'elle ait encore été contestée en 1878 par Stoltz (1). Mais les faits observés par Winter (2), Mᵐᵉ Henry (3), MM. Pinard et Varnier (4), établissent définitivement l'entité de cette complication de la grossesse. Les deux grands facteurs de cet accident sont l'albuminurie et la brièveté du cordon.

Parmi les autres causes, le traumatisme a été très fréquemment incriminé comme d'ailleurs on l'accuse de beaucoup de méfaits en obstétrique. Nous avons eu l'occasion d'observer pendant notre séjour à la Maternité de

---

(1) Article Dystocie du *Nouveau Dictionnaire de méd. et de chir.*, t. XII, 1878.

(2) Zwei Medianschitt, durch Gebœrende. Berlin, 1889.

(3) De l'hémorragie mixte et abondante pendant la grossesse et l'accouchement sans insertion vicieuse du placenta. *Annales de gynécologie et d'obstétrique*, 1891.

(4) Études d'anatomie normale et pathologique, 1892.

la Pitié un cas d'hémorragie rétro-placentaire consécutive à un traumatisme portant sur la région abdominale. M. Lepage crut devoir établir une relation de cause à effet entre cet accident et le traumatisme qui l'avait précédé. Il en communiqua l'observation à la Société d'obstétrique, de gynécologie et de pédiatrie de Paris et voulut bien nous donner l'idée de rechercher dans quelles conditions le traumatisme est susceptible de donner naissance au décollement prématuré du placenta. C'est à l'étude des cas où l'hémorragie rétro-placentaire reconnaît cette origine que nous nous sommes borné dans ce travail.

Qu'il nous soit permis d'adresser à notre excellent maître, M. le Pr agrégé LEPAGE, un hommage public de notre reconnaissance pour avoir bien voulu nous inspirer le sujet de cette thèse et nous aider de ses conseils éclairés et pour nous avoir réservé un accueil si généreux durant les mois passés dans le service qu'il dirige avec tant de compétence et de dévouement.

Nous n'aurons garde d'oublier dans nos remerciements ceux de nos autres maîtres des hôpitaux qui à divers titres nous ont ouvert avec une grande bienveillance les portes de leur service et à qui nous sommes tout particulièrement redevables de notre instruction médicale et chirurgicale :

M. le Pr TILLAUX ;

M. le Pr agrégé BROCA ;

M. le Pr agrégé THIÉRY ;

M. le Dr GOURAUD ;

M. le Dr DUFLOCQ ;

M. le Dr DALCHÉ.

Mais il est deux de nos maîtres éminents que nous tenons plus spécialement à assurer de notre inaltérable reconnaissance :

M. le P^r agrégé Albert Robin qui nous fit l'honneur de nous réserver pendant une année une place d'externe dans son service, qui n'a cessé depuis de nous accueillir avec tant de bienveillance et nous a donné des preuves de sympathie que nous ne saurions oublier ;

Et M. le P^r agrégé Blum que nous prions d'agréer l'expression de notre profonde gratitude pour le paternel accueil qu'il nous fit durant notre troisième année d'externat et les précieuses marques d'intérêt qu'il nous a si généreusement prodiguées.

Que M. le Pr Pinard veuille bien recevoir l'hommage de notre reconnaissance pour le grand honneur qu'il nous fait en acceptant de présider la soutenance de notre thèse.

HISTORIQUE

Nous avons recherché dans les anciens auteurs du
xvii° et du xviii° siècle quelle part ils attribuaient au
traumatisme dans la production des hémorragies surve-
nant au cours de la grossesse. Comme nous le verrons,
ces auteurs ne connaissaient pas le décollement prématuré
du placenta, tel que nous le concevons aujourd'hui, mais
ils avaient observé que certaines femmes présentaient des
hémorragies vers la fin de la grossesse. Ils avaient pensé
avec raison que ces hémorragies provenaient d'un décollement du placenta. Comme on ne connaissait pas la
possibilité de l'insertion du placenta sur le segment inférieur, les anciens observateurs qui avaient constaté dans
certains cas la présence de cotylédons placentaires au
niveau de l'orifice utérin en avaient conclu que le placenta
inséré primitivement vers le fond de l'utérus se décollait
et glissait jusqu'au niveau de l'orifice interne. Et ils
regardaient le traumatisme comme une cause fréquente
de décollement placentaire au cours de la grossesse.

C'est ainsi que Guillemeau, qui en 1621 fait mention
de l'hémorragie placentaire, écrit (1) : « Le sang peut

---

(1) De la grossesse et accouchement des femmes, p. 126 (1621).

aussi sortir ou de l'arrière-faix ou des veines qui s'abouchent avec iceluy, par lesquelles l'enfant prend la nourriture estant au ventre de la mère..... Elles se déchirent par quelque violent mouvement, saut, chute, coup, toux ».

Peu (1) signale aussi le décollement prématuré du placenta : « La quatrième circonstance est quand la masse de l'arrière-faix se détache totalement ou en partie avant la sortie de l'enfant ». Il considère les coups et les chutes comme susceptibles de donner naissance au décollement placentaire et à l'hémorragie consécutive.

Mauriceau (2) voit également que l'hémorragie peut être consécutive au détachement de l'arrière-faix du fond de la matrice « auquel il doit être adhérent pour recevoir le sang de la mère destiné à la nourriture de l'enfant ». Ce détachement est causé par un traumatisme qui a pour résultat l'ouverture des vaisseaux du fond de l'utérus.

Pour Dionis (3), c'est toujours un accident, coup, chute, qui est cause de l'hémorragie des femmes enceintes, et que celles-ci ont soin de cacher dans la crainte d'être blâmées. Cet auteur indique le mécanisme de cette hémorragie et propose même un traitement rationnel. Les pertes de sang « qui sont causées par un détachement d'une grande partie de l'arrière-faix ne peuvent être guéries que par l'accouchement ». Mais il n'en faut pas venir tout d'abord à ce traitement radical, car si le décollement du

---

(2) La pratique des accouchements, livre II (1694).

(2) Observation sur la grossesse et l'accouchement des femmes et de leurs maladies, et celles des enfants nouveau-nés (1728).

(3) Traité général des accouchements, livre II, chap. xiii, p. 168 (1718).

placenta n'est que partiel, tout se borne à un léger suintement qui peut n'être préjudiciable ni à la mère, ni à l'enfant, et si la femme garde le repos, elle peut mener à terme sa grossesse et accoucher heureusement.

Puzos (1) signale comme cause des hémorragies de la fin de la grossesse le décollement partiel ou total du placenta ; mais il ne recherche pas les causes de ce décollement ; il en étudie seulement le mécanisme : la répétition des pertes sur la fin de la grossesse amène l'adjonction de nouvelles couches de sang aux caillots primitivement épanchés, ce qui augmente l'étendue du décollement placentaire.

J.-L. Baudelocque (2) est le premier auteur qui ait nettement décrit l'hémorragie interne ou hémorragie cachée, le sang épanché entre l'utérus et le placenta y étant retenu par l'adhérence des bords du placenta ou des membranes à la paroi utérine, ou par la contraction naturelle du col de l'utérus qui peut être un obstacle à la sortie du sang. Ces hémorragies peuvent être assez considérables pour influer manifestement sur la vie de la femme et sur celle de l'enfant. Enfin une hémorragie primitivement cachée peut devenir externe par suite de l'épanchement d'une nouvelle quantité de sang. Dans une série d'observations cet auteur passe en revue les causes qui peuvent engendrer ces hémorragies, le traumatisme y figure, mais on y trouve seulement des traumatismes de peu d'impor-

______

(1) Traité des accouchements. Mémoire sur les pertes de sang qui surviennent aux femmes grosses (1759).
(2) L'art des accouchements, t. I (1796).

tance, tel celui qu'on retrouve dans l'observation IV de son livre : épanchement de sang dans la cavité des membranes et entre le placenta et la matrice « chez une femme parfaitement à terme, levant la jambe pour entrer dans une baignoire dont le bord était très haut, qui ressentit un tiraillement douloureux vers les lombes et perdit en peu de minutes plus d'une palette de sang ».

Pasta (1), qui admet comme cause de l'hémorragie chez la femme enceinte le décollement du placenta, considère les coups sur le ventre et les chutes, ainsi que la brièveté accidentelle du cordon, comme susceptibles de causer le décollement, mais il n'admet qu'avec beaucoup de réserve que ces pertes de sang puissent rester internes.

Mme Boivin (2) et Mme La Chapelle (3) nient la possibilité d'un décollement du placenta tant que l'utérus n'est pas vide et la possibilité de l'hémorragie interne. Le traumatisme portant sur l'abdomen ne peut amener ce détachement prématuré. Quand il y a hémorragie pendant la grossesse, elle est due : « Ou bien à un molimen hémorragique qui force l'adhérence des membranes à l'utérus et exhale le sang de toutes parts comme pour l'évacuation menstruelle ou bien à l'insertion du placenta au voisinage de l'orifice interne, sinon sur cet orifice même... D'après cela on doit bien penser que je ne puis admettre la possibilité d'une hémorragie interne pendant la grossesse et d'une accumulation de sang entre le placenta et l'utérus. »

---

(1) Traité des pertes de sang chez les femmes enceintes (an VIII).

(2) Traduction annotée du traité des hémorragies de DUNCAN STEWART (1818).

(3) Pratique des accouchements, t. II (1821).

Velpeau (1) qui admet la division des hémorragies de la grossesse en internes et externes, considère le décollement prématuré du placenta comme secondaire à l'hémorragie : « Les coups, les chutes, les grandes secousses peuvent bien ébranler la matrice et son contenu, mais comme l'œuf forme une vessie pleine, en contact immédiat avec toute l'étendue de la cavité de l'organe qui le renferme, les plus violentes commotions ne suffiraient pas pour le décoller. Tant que les membranes ne sont pas rompues, on ne conçoit pas que les adhérences du placenta puissent être détruites autrement que par l'effort d'un fluide qui cherche à s'épancher à l'intérieur de la matrice. » Pour cet auteur, les traumatismes et en particulier les coups portés sur l'abdomen n'agissent qu'en amenant « une congestion sanguine, un raptus vers les vaisseaux de la matrice ». Et cette déduction il la tire de sa façon de concevoir la circulation utéro-placentaire, il pense en effet que « l'œuf est tout simplement plaqué et non point uni d'une manière intime à la surface de la matrice ; le placenta et l'organe gestateur ne communiquent l'un avec l'autre qu'au moyen de porosités et non point de grosses bouches vasculaires ».

Gendrin (2) attache une grande importance aux traumatismes dans l'étiologie du décollement placentaire ; ils peuvent porter immédiatement sur l'utérus, ou au contraire ne pas agir sur lui d'une façon directe. Mais en

---

(1) Traité élémentaire de l'art des accouchements, t. II de la Dystocie hémorragique (1829).

(2) Traité physiologique de médecine pratique, t. II (1839).

examinant un certain nombre de cas où un traumatisme
très violent n'a pas été suivi d'hémorragie rétro-placentaire, un certain nombre où la plus légère commotion a
déterminé une hémorragie suivie d'interruption de la
grossesse, Gendrin admet l'intervention d'une prédispo-
sition qui a parfois la plus grande part dans la production
des accidents utérins. Enfin l'hémorragie rétro-placentaire
peut être assez abondante pour entraîner la mort de la
femme, le sang restant circonscrit dans une poche située
entre l'utérus et le placenta et ne laissant adhérer que
l'extrême bord de cet organe. A l'appui de cette assertion
il cite deux exemples, le fait rapporté par Albinus et celui
de Delaforterie.

Jacquemier (1) qui a étudié les causes qui font que
l'hémorragie reste interne n'incrimine pas uniquement la
résistance que rencontre le sang pour décoller l'œuf,
mais encore la coagulation du sang dans l'orifice utérin
et dans le vagin. Pour cet auteur, la tête du fœtus appuyant sur le segment inférieur de l'utérus profondément
engagé dans l'excavation ferme plus ou moins herméti-
quement tout passage au sang. Au nombre des causes
indépendantes du lieu d'insertion du placenta, Jacquemier considère les coups portés sur les parties de l'abdomen correspondant à l'utérus comme susceptibles de
donner lieu à l'hémorragie, qui se déclare tantôt brusque-
ment, tantôt après un ou plusieurs jours.

Mais en dehors des causes déterminantes, il existe un
certain nombre de causes prédisposantes susceptibles de

---

(1) Manuel des accouchements, t. II (1846).

favoriser la production de l'hémorragie rétro-placentaire :
« la circulation utéro-placentaire est habituellement lente
et l'appareil veineux gorgé de sang. » « Ajoutons que
l'utérus en se développant est bientôt assez comprimé sur
le côté pour gêner le retour du sang veineux et pour
rendre dangereux pendant la grossesse et le travail la
rupture d'une veine variqueuse située au-dessous, que le
travail dont il est le siège pour son propre développement
et pour celui du fœtus y fait affluer le sang en plus ou
moins grande quantité, que la fluxion menstruelle n'est
pas complètement éteinte, au moins pendant les premiers
mois, de sorte que les vaisseaux utéro-placentaires et les
veines, plus particulièrement, sont habituellement le siège
d'une tension assez grande. Et comme ces vaisseaux ont
des parois minces et fragiles mal soutenues par le tissu du
placenta qui est mou et dépressible, on conçoit qu'ils
puissent se rompre sous la seule influence des conditions
que nous venons de passer en revue, lorsqu'elles sont
portées à un haut degré et que toutes les causes acciden-
telles qui troublent la circulation utérine augmentent la
stase veineuse ou la fluxion sanguine et déterminent leur
rupture avec une grande facilité ».

Stoltz (1), qui décrit le décollement prématuré du
placenta inséré au fond de l'utérus, n'envisage pas les
causes de ce décollement, mais il nie que l'hémorragie
utéro-placentaire puisse rester interne. « On a aussi parlé
d'hémorragie utérine interne dans laquelle le sang s'accu-

---

(1) Article Dystocie du *Nouveau Dictionnaire de médecine et de chirurgie*,
t. VII (1878).

mulerait entre la matrice et le placenta, en repoussant celui-ci en forme d'entonnoir, ceci est de la théorie pure que la pratique n'a plus confirmée depuis Baudelocque. »

Nous avons étudié les thèses récemment parues sur le décollement prématuré du placenta, le traumatisme y figure comme cause d'une importance variable suivant les auteurs. Il est signalé dans la thèse d'Albert Moreau (1). Nous trouvons en effet au chapitre de l'étiologie :

« Signalons d'abord les émotions morales vives qui peuvent être suivies presque instantanément des symptômes de l'hémorragie... Les traumatismes et en particulier les coups portés directement sur l'utérus peuvent amener immédiatement l'hémorragie et cependant il existe des observations de contusions violentes sur l'abdomen n'ayant pas déterminé le moindre accident. » Mais à l'appui de ses paroles, Moreau n'avance pas une seule observation de décollement prématuré causé par un traumatisme.

Mlle de Forin (2) range le traumatisme parmi les causes les plus fréquentes d'hémorragie rétro-placentaire :

« Causes occasionnelles. — Les causes occasionnelles sout quelquefois minimes, on peut citer un simple effort tel que le vomissement, la toux, la défécation, un faux pas, une promenade trop prolongée, une émotion vive (violente colère, peur, etc.), mais en général on relève dans les observations des traumatismes plus prononcés,

---

(1) Du décollement prématuré du placenta normalement inséré, dans les trois derniers mois de la grossesse. *Thèse*, Paris, 1887-1888.

(2) Contribution à l'étude du décollement prématuré du placenta inséré normalement. *Thèse*, Paris, 1891-1892.

tels qu'une chute, un coup sur le ventre, le soulèvement d'un lourd fardeau. On a incriminé aussi les rapports sexuels dans des cas nombreux où l'hémorragie est survenue pendant la nuit, sans raison connue. Ces différentes causes agissant ou bien directement en provoquant une brusque modification de la pression sanguine, une paralysie des vaso-moteurs ou surtout une contraction énergique des fibres utérines ; ou bien le traumatisme agit directement comme dans une de nos observations (90) où une ecchymose existait sur la paroi abdominale ; une autre de même dimension intéressait la paroi utérine et le décollement placentaire correspondait à ce même point de la paroi et offrait les mêmes dimensions.

Pour nous résumer, le décollement du placenta dans les derniers temps de la grossesse se produit, tantôt sous l'influence d'une cause générale, tantôt avec l'adjonction d'une cause efficiente telle que le traumatisme. »

Mlle de Forin attribue à la multiparité comme cause prédisposante une influence considérable. Chez les multipares, en effet, les parois utérines sont douées d'une tonicité moindre et se laisse plus facilement distendre par le sang qui tend à s'échapper des vaisseaux déchirés. Au lieu que, à la suite d'un traumatisme de même intensité chez une femme dont l'utérus est ferme et s'applique fortement sur l'œuf, la pression intra-utérine fait équilibre à celle du sang et malgré la déchirure des vaisseaux inter-utéro-placentaires, l'hémorragie n'aura pas lieu, ou du moins sera insignifiante.

En effet, Mlle de Forin a classé dans un tableau 110 cas d'hémorragie rétro-placentaire ; sur ces 110 cas,

70 fois l'hémorragie a eu lieu chez une multipare, dans 28 autres cas c'était chez une primipare, et dans 12 cas, le nombre des grossesses n'est pas indiqué.

Dans près de la moitié des observations qui figurent sur ce tableau, on trouve comme cause du décollement prématuré du placenta un traumatisme (chute, coup sur l'abdomen, effort, course longtemps prolongée, émotion vive, etc.). Presque tous ces cas émanent d'observations publiées en langue anglaise, nous avons fait traduire ou résumer celles dans lesquelles le traumatisme a été réel et semble vraiment être susceptible d'avoir causé l'hémorragie et nous les reproduisons dans le cours de ce travail (1).

Sous l'inspiration de M. le Pr Pinard, Rousseau-Dumarcet (2) établit définitivement deux causes de décollement prématuré du placenta : l'albuminurie et la brièveté du cordon, et trace bien nettement la symptomatologie de cet accident, mais il repousse formellement toutes les autres causes de décollement jusqu'alors incriminées.

« Étiologie et pathogénie. — Parmi les autres causes invoquées comme pouvant produire le décollement prématuré du placenta normalement inséré, on a fait jouer un rôle à la multiparité, au tempérament lymphatique, à la congestion de l'utérus, aux traumatismes, etc., sans

---

(1) La traduction de certains de ces documents est due à la gracieuse obligeance de Mme CHINEAU, sage-femme en chef de la Maternité de la Pitié, dont l'érudition nous a été fort utile et à qui nous sommes heureux d'adresser nos vifs remerciements.

(2) Du décollement du placenta normalement inséré. *Thèse*, Paris, 1891-1892.

cependant pouvoir en apporter de preuve anatomique...
Nous terminerons ce chapitre en disant : l'albuminurie et
la brièveté du cordon sont les deux causes de décollement
prématuré du placenta pour lesquelles la preuve anatomique ait été faite, toutes les autres causes doivent être
révoquées en doute au moins jusqu'à ce qu'il en ait été
donné des preuves irréfutables. »

Toutes différentes sont les conclusions de la thèse de
Lehman (1) qui admet, comme absolument démontrées,
quatre causes d'hémorragie rétro-placentaire : l'albuminurie, la brièveté du cordon, l'hydramnios aiguë et le
traumatisme. Il y ajoute comme cause d'hémorragie rétro-
placentaire secondaire l'insertion vicieuse du placenta en
bas et en avant, coïncidant avec la présentation du sommet.

Au chapitre de l'étiologie on trouve : « Le traumatisme a été cité par un grand nombre d'auteurs surtout en
Angleterre et en Amérique, il semble cependant ne pro-
voquer que très rarement le décollement prématuré du
placenta et même il existe des observations où des contusions violentes n'ont pas déterminé le plus petit accident.
Cependant Edgar, G. Barnes, Henry James, F.-M. Greene,
Anderson, Suter et Eshlemann publièrent plusieurs cas
dans lesquels ils trouvèrent au début un traumatisme pouvant expliquer l'hémorragie.

Dans l'observation XXXIII rapportée par Macolm
Stover, nous voyons une malade chez laquelle un choc
violent sur l'abdomen amena quelques heures après, des

---

(1) Des hémorragies rétro-placentaires. *Thèse*, Paris, 1898-1899.

faiblesses bientôt suivies des symptômes de l'hémorragie
rétro-placentaire.

Nous avons eu connaissance d'un nouveau cas de décollement prématuré du placenta normalement inséré
chez une femme enceinte de 7 mois et demi. Le décollement fut provoqué par un traumatisme abdominal et s'ac-
compagna du syndrome classique de l'hémorragie rétro-
placentaire pure ; la femme expulsa au bout du 3° jour
un enfant mort ne présentant aucun signe de macération.
Ce cas doit être prochainement publié par MM. Champetier de Ribes et Couvelaire qui ont bien voulu nous en
donner communication orale. »

En consultant les ouvrages classiques nous voyons
que dans le Traité d'accouchements de MM. Tarnier
et Budin (1) les causes incriminées sont assez nom-
breuses ; nous trouvons : le traumatisme et avec lui « le
raptus congestif qui se produit du côté de l'utérus presque physiologiquement aux époques qui correspondent
au molimen cataménial et qui résultent d'une violente émotion de terreur ou de colère ; » la brièveté du
cordon ; l'endométrite, qu'elle soit primitive et locale ou
en rapport avec les cachexies tuberculeuse, cardiaque,
exophtalmique, syphilitique et surtout albuminurique.
Enfin, d'après ces auteurs, au cours du travail de l'accouchement l'hémorragie par décollement prématuré du placenta normalement inséré peut se produire par brusque
rétraction utérine après l'évacuation du liquide amnioti-

-----

(1) Traité de l'art des accouchements, t. III. Dystocie maternelle (1898).

que surtout dans le cas d'hydramnios ; de même au cours de l'accouchement gémellaire après la naissance d'un premier jumeau, l'utérus en revenant sur lui-même peut décoller le placenta (Observation de MM. Budin et Maygrier. *Archives de tocologie,* janvier 1884).

MM. Ribemont-Dessaignes et Lepage (1) n'admettent comme « causes anatomiquement démontrées du décollement prématuré du placenta normalement inséré que l'albuminurie et la brièveté du cordon ».

Enfin M. Bouchacourt dans un travail récemment paru (2) a étudié l'action des traumatismes sur la grossesse. Il a constaté qu'ils sont souvent une cause d'interruption de la grossesse, et qu'en particulier les chocs sur l'abdomen amènent fréquemment soit l'avortement, soit l'accouchement prématuré. Mais il ne parle pas du mécanisme par lequel le traumatisme provoque l'expulsion du fœtus et ne signale, dans aucun des cas qu'il rapporte, l'hémorragie rétro-placentaire.

En présence de ces opinions contradictoires nous avons réuni les observations d'hémorragie rétro-placentaire dont la cause paraissait être le traumatisme.

––––––––––

(1) Précis d'obstétrique, vᵉ édition (1900).
(2) La grossesse. Étude sur sa durée et ses variations, 1901.

EXPOSÉ CRITIQUE DES OBSERVATIONS

I. Observation de Barnes (1)

Mon second cas s'est produit le 7 août 1880. Il s'agit d'une femme de trente-cinq ans, habituellement en bonne santé et qui a eu plusieurs grossesses antérieures. En même temps que mon collègue le Dr Miller, je fus appelé chez elle. Nous la trouvons pâle et dans le collapsus, avec pouls rapide et lèvres exsangues. Elle était au huitième mois de sa grossesse; et son histoire est la suivante : une semaine auparavant, elle a souffert d'une diarrhée grave; et un matin elle est tombée du haut en bas d'un escalier. Elle put à peine se remuer ensuite. En arrivant au haut de l'escalier, elle tomba en faiblesse après avoir eu la sensation de défaillance et de vertige; cet état fut suivi de maladie, de froideur et d'une grande prostration. Nous avons vu la malade quatre heures environ après l'accident; elle avait déjà une défaillance qui durait depuis quelques moments. On avait alors l'impression immédiate d'une malade qui mourait à la suite d'une perte de sang. Cependant un examen fait avec le plus grand soin ne montrait aucun symptôme d'hémorragie, ni même le suintement d'une goutte de sérum; c'est là

---

(1) *Lancet*, London, 1881-1882, p. 1038. *On Concealed accidental Hœmorrhage.*

le point le plus important, sur lequel fut posé le diagnostic d'hémorragie méconnue. L'intestin a fonctionné comme elle venait de se coucher, et depuis quelque temps nous hésitions à dire si c'était l'hémorragie ou le collapsus de la diarrhée qui avait produit cet « état prostatique » dans lequel nous avons trouvé notre malade. On ne percevait plus les battements du cœur du fœtus. L'examen vaginal révéla une présentation normale et un col de l'utérus qui ne laissait passer que le bout du doigt ; le vagin était froid au toucher. Nous administrons de l'opium ; mais le collapsus augmente, et la malade mourut deux heures après notre première visite où nous l'avions trouvée en état de syncope. Le jour suivant, j'ai fait un examen post mortem et l'état de l'utérus est la seule chose qui mérite mention. En ouvrant l'abdomen, j'ai observé une ecchymose sur la paroi antérieure de l'utérus, juste au-dessous et à droite de son point central. Cette ecchymose ne correspond pas manifestement à la contusion qu'on observe sur la paroi abdominale. En ouvrant l'utérus, le long de la ligne médiane, je tombe d'emblée sur le placenta qui était fixé sur la partie moyenne de l'utérus. Par en bas, il était décollé sur une étendue grande comme la paume de la main ; la partie décollée correspondait exactement par sa situation à l'ecchymose. Entre la paroi de l'utérus et les membranes, je trouvais un immense amas de caillots et de sérum que j'expulsais et recueillais dans un bassin : il n'y en avait pas moins de quatre pintes. Les membranes étant restées intactes tout le temps, il ne se trouvait pas de sang mélangé au liquide amniotique. L'orifice du col de l'utérus était fermé à tel point qu'on ne pouvait y introduire le doigt qu'en employant la force. Le fœtus était bien nourri ; le placenta et l'utérus étaient sains. Dans ce cas, il paraît peu douteux, par suite de la coïncidence de l'ecchymose et du décollement partiel du placenta, que le décollement ne soit dû aux suites de la chute faite dans l'escalier, au moment où la malade était déjà affaiblie par les effets de la diarrhée.

L'observation de Barnes, quoique l'hémorràgie rétro-placentaire soit restée interne et ait été méconnue de l'auteur pendant la vie de la malade, constitue, pour ainsi dire, la preuve anatomique de la possibilité de l'origine traumatique du décollement prématuré du placenta. En effet l'ecchymose existe non seulement sur la paroi abdominale, mais de plus elle est visible sur la paroi de l'utérus. Et à cette contusion utérine répond la partie décollée du placenta, ainsi qu'on l'observe à l'ouverture de l'utérus.

II. Observation de M. Lepage (1)

Hémorragie rétro-placentaire consécutive à un traumatisme sur la région abdominale. Expulsion d'un fœtus mort non macéré, de quatre mois et demi environ.

M. Lepage présente un placenta qui sur sa face utérine est recouvert sur une assez large étendue de caillots noirâtres encore adhérents au tissu placentaire. La partie du placenta qui est masquée par ces caillots est déprimée, le tissu placentaire ayant été comme aplati, refoulé par les caillots ; la zone de dépression est presque circonférentielle et mesure 7 centimètres sur 8 centimètres. Le placenta débarrassé des caillots pèse 175 grammes.

Il a été expulsé le 21 avril par une femme âgée de 29 ans,

---

(1) *Comptes rendus de la Société d'obstétrique, de gynécologie et de pédiatrie de Paris,* avril 1901.

enceinte pour la quatrième fois. Elle est habituellement d'une bonne santé et on ne relève rien d'important dans ses antécédents personnels. Les trois premiers accouchements ont été normaux ; l'un d'eux a eu lieu un peu prématurément : les trois enfants sont vivants et bien portants.

Elle aurait eu quelque temps avant la grossesse, qui s'est terminée en 1899 par un accouchement prématuré, une suppression de règles pendant 3 mois. Elle aurait expulsé sans souffrances quelques caillots et ses règles seraient alors revenues normalement.

Le père est le même pour toutes les grossesses. Cette femme a eu ses dernières règles du 18 au 21 novembre ; la grossesse a évolué normalement sans aucun incident notable. Elle aurait senti remuer son enfant à la fin de mars.

Le 20 avril dans la matinée, cette femme vaquait aux soins du ménage : elle était montée sur un tabouret qui bascula. Elle fut projetée assez violemment contre un buffet ; son abdomen alla buter contre l'angle de ce meuble. La femme ressentit au niveau de la partie latérale droite de l'abdomen, un peu au dessous d'une ligne horizontale passant par l'ombilic, une douleur très vive qui disparut au bout d'un quart d'heure.

Dans la journée, la femme peut reprendre ses occupations ordinaires ; elle mange de bon appétit et ne ressent que par moments un vague endolorissement au niveau de la partie droite de l'abdomen. Pas d'écoulement sanguin par les organes génitaux.

La nuit est bonne, le lendemain 21 avril, la femme se lève sans rien éprouver. En faisant son ménage, elle ressent tout à coup, vers neuf heures du matin, des douleurs assez violentes dans l'abdomen ; elle se sent mouillée et constate qu'elle perd du sang rouge en assez grande abondance.

On la transporte à la maternité de la Pitié à onze heures

du matin; ses linges sont inondés de sang rutilant. Elle
éprouve des douleurs vives et presque continues au niveau de
la partie inférieure de l'abdomen ; l'utérus dont le fond remonte
à 25 centimètres au-dessus du pubis est globuleux, très dur,
en état de contraction permanente. Le col de l'utérus n'est pas
effacé : il paraît long et ferme. L'auscultation des bruits du
cœur du fœtus est négative. Température 36,5. Pouls 80. Injections vaginales chaudes. La femme ne perd plus de sang.
Elle est pâle, mais présente habituellement cette pâleur de la
face.

A midi trente, la situation reste la même. L'utérus ne se
relâche à aucun moment ; la femme accuse une douleur assez
vive et permanente du côté droit de l'abdomen. Pas d'écoulement sanguin, le col est en voie d'effacement.

Trois heures du soir, dilatation d'un franc.

Quatre heures, la femme demande le bassin. Elle fait un
effort, la tête du fœtus, coiffée par les membranes déchirées sur
le côté, apparaît à la vulve. L'expulsion se fait en un instant :
le fœtus, du sexe masculin, est mort, non macéré. Il présente
une teinte rougeâtre uniforme; le cordon n'est pas du tout infiltré. Le fœtus pèse 480 grammes. Il semble bien que la mort
du fœtus soit de date récente.

Dix minutes après l'expulsion du fœtus, le placenta se présente à la vulve, il s'échappe en même temps quelques caillots
noirâtres. Température 36,6. Pouls 70. Une irrigation vaginale
chaude, prolongée, arrête l'écoulement sanguin qui est abon-
dant. Le placenta pèse 175 grammes, caillots compris.

6 heures 30. La femme perd un peu de sang : on lui refait
une injection vaginale chaude. Pouls 94. Pâleur de la face.
Décoloration des muqueuses, lèvres et conjonctives. Pouls petit.
Nausées. En raison des signes d'hémorragie grave, on fait une
injection sous-cutanée de 800 grammes de sérum artificiel.

A 8 heures du soir, la femme se trouve bien ; elle ne perd pas de sang ; pouls 78.

A 1 heure du matin, pouls 90 ; bon état général. Les urines examinées avec soin ne contiennent pas trace d'albumine.

24 avril. — La femme n'est plus pâle ; elle a un aspect général bon, très différent de celui qu'elle présentait à l'entrée.

Cette observation ne laisse pas de doute sur l'existence de l'hémorragie rétro-placentaire prouvée par l'examen du placenta recouvert de caillots sur sa partie déprimée et aplatie ainsi que par les symptômes d'hémorragie mixte constatés avant l'accouchement. Toutes les autres causes d'hémorragie rétro-placentaire étant éliminées méthodiquement, il est impossible de ne pas établir une relation de cause à effet entre la chute de la malade dont l'abdomen vint buter contre l'angle d'un buffet et les symptômes d'hémorragie qui apparaissent le lendemain. M. Lepage qui, étant donnée la date de la grossesse, avait songé à des manœuvres abortives a interrogé à ce sujet la malade qui nie toute tentative de ce genre. On conçoit mal d'ailleurs que ce genre d'intervention puisse donner lieu à un décollement du placenta normalement inséré. Quant à l'absence d'ecchymose sur le tégument abdominal, elle ne permet pas de repousser, ni même de mettre en doute le traumatisme. M. Lepage cite le cas « d'une secondipare qui à sept mois et demi de grossesse se trouvant dans une chambre obscure alla buter violemment de son ventre proéminent contre l'angle d'une porte ouverte ; elle ressentit une douleur très vive qui l'obligea à se coucher. Elle ne présenta pas trace de contusion au niveau de la paroi abdominale et, cependant la douleur localisée persista pendant plusieurs jours ».

III. Observation de M. Champetier de Ribes (1)

Hémorragie rétro-placentaire déterminée par un traumatisme à sept mois et demi d'une grossesse jusqu'alors normale.

V..., 21 ans, ouvrière, bonne santé habituelle.

Première grossesse : se termine en août 1897 par l'accouchement à terme, spontané, d'un enfant vivant. Pas d'albumine dans les urines, suites de couches normales.

Deuxième grossesse : les dernières règles datent de la première semaine de mars 1898 ; la grossesse évolue sans incident jusqu'au 30 octobre 1898 (7 mois et demi).

Le 30 octobre, vers une heure de l'après-midi, elle se cogna très violemment contre l'angle d'une table ; le traumatisme avait porté sur le côté droit du ventre. Elle tomba sans connaissance, mais revint rapidement à elle. Depuis ce moment, elle souffre d'une façon continue ; le maximum des douleurs est rapporté à la région traumatisée. Elle ne perçoit plus les mouvements actifs du fœtus. Elle ne perd ni sang, ni eau.

Le 31 octobre, à neuf heures du matin, elle entre à la Maternité de l'Hôtel-Dieu annexe.

C'est une femme de taille moyenne, bien en chair. Elle est pâle, mais n'a pas le teint des anémies aiguës graves. Le pouls est bien frappé, mais fréquent, 104 pulsations à la minute, la température axillaire est de 36°,8.

Il n'y a pas d'albumine dans les urines.

____

(1) *Comptes rendus de la Société d'obstétrique, de gynécologie et de pédiatrie de Paris,* 10 juin 1901.

L'examen du ventre montre dans la région sus-pubienne droite, à égale distance de l'ombilic et de la symphyse, tout près de la ligne brune, une ecchymose ayant l'étendue d'une pièce de 5 francs. Sous cette ecchymose, on ne sent aucune collection sanguine ; le palper de cette région est particulièrement douloureux. Le fond de l'utérus remonte à 33 centimètres au-dessus du pubis, hauteur qui n'est pas en rapport avec le terme de la grossesse (7 mois et demi environ).

Sa forme est régulière, sa direction générale longitudinale ; sa consistance est ligneuse dans toute son étendue. Dans le bloc pur que forme l'utérus, il est impossible de sentir aucune partie fœtale. L'auscultation est négative.

Par le toucher, on arrive sur un col long, perméable jusqu'à l'orifice interne qui est fermé. Le segment inférieur est dur, tendu, enfoncé dans l'excavation. A travers ce segment inférieur, on devine plutôt qu'on ne sent un pôle fœtal qui paraît être une tête. Pas une goutte de sang ne sort des parties génitales.

La femme se plaint d'une façon continue ; mais par moments et à intervalles assez réguliers, ses souffrances s'exaspèrent, toujours rapportées à la région traumatisée. Le palper pendant ces exacerbations ne fait percevoir aucune modification dans la consistance de l'utérus.

Le diagnostic posé est celui d'hémorragie intra-utérine rétro-placentaire traumatique, avec enfant vraisemblablement mort et poche des eaux intacte.

La journée du 31 octobre et la nuit du 31 octobre au 1er novembre se passent sans incident nouveau. Les douleurs cependant deviennent plus vives et plus régulières pendant la nuit.

Le 1er novembre, à 6 heures du matin, on constate que le col est en voie d'effacement ; à 9 heures, il est presque complètement effacé; à 4 heures de l'après-midi, la dilatation est grande comme 1 franc et on sent les membranes intactes tendues ; depuis midi est apparu un léger suintement sanguin continu; à 6 heures 15, expulsion brusque de gros caillots noirs anciens dont le poids est de 333 grammes; immédiatement derrière eux sort spontanément la tête du fœtus dont on dirige l'expulsion. Pas de circulaires. Le fœtus du sexe masculin pèse 1 900 grammes, il est frais mort, son autopsie a été macroscopiquement négative.

Le placenta est déjà presque entièrement dans le vagin, mais les membranes sont encore en partie adhérentes, retenues dans la cavité utérine. La femme ne perd pas. On lui donne une injection vaginale chaude et on laisse la délivrance se terminer spontanément. A 9 heures et demie, le délivre complètement décollé est extrait. La cavité utérine est explorée dans toute son étendue; elle ne présente rien d'anormal. Quelques caillots noirs anciens et des débris de membranes sont enlevés. Enfin on fait un badigeonnage intra–utérin à la teinture d'iode, suivi d'une irrigation avec 10 litres d'une solution de lysol à 1 pour 100.

Les suites de couches furent apyrétiques. Pendant quelques jours encore, la femme accusa au niveau de son ecchymose une douleur assez vive à la pression. Puis tout rentra dans l'ordre et le 12 novembre, elle quitta la Maternité en parfait état.

Le placenta de forme circulaire pèse 350 grammes. Sa face fœtale présente deux portions d'aspect différent. L'une représentant un peu moins de la moitié de la surface placentaire est normale, c'est celle qui donne insertion au cordon. Ce cordon a une longueur de 53 centimètres; il est macéré, sa surface mate est striée de traînées sanglantes. Son volume est moyen, son insertion presque centrale, à 7 centimètres du bord placentaire. L'autre portion est rouge, congestionnée, couleur chair ; on ne distingue plus nettement les vaisseaux ombilicaux, recouverts par la fine toile dont la teinte blanchâtre fait sortir la couleur bleutée. Tout est uniformément rouge. C'est la portion qui répondait à l'hématome rétro-placentaire.

La moitié seulement de la face utérine est normale. L'autre moitié est constituée par une capsule large, profonde, remplie de caillots noirs, anciens, encore adhérents.

Au niveau du fond de cette capsule, le tissu placentaire tassé n'a que 1 centimètre d'épaisseur, alors que dans les parties normales cette épaisseur atteint $1^{cm},9$.

Les membranes sont incomplètes. Sur un tiers du bord placentaire, elles ne forment qu'une collerette dont la face utérine est striée de caillots noirâtres ; sur les deux autres tiers, elles sont entières, mais incomplètes. La hauteur du faisceau membraneux ne dépasse pas 11 centimètres.

Cette observation est tout aussi probante que la précédente. Au traumatisme succède d'une façon évidente l'hémorragie rétro-placentaire et il est seul en jeu puisque les autres causes de décollement sont éliminées dans l'observation : les urines ne sont pas albumineuses, le cordon ne présente pas de circulaires autour du cou du fœtus et le placenta était inséré normalement. Dans ce cas, d'ailleurs, il y a contusion de la paroi abdominale.

Ces trois observations nous permettent de ranger le traumatisme portant directement sur l'abdomen au nombre des causes de décollement prématuré du placenta. Elles nous permettent aussi d'attribuer probablement à la même cause les cas d'hémorragie rétro-placentaire consignés dans les observations de Macolm Storer, Suter, Underhill et Maberly.

IV. Observation de Macolm Storer (1)

La malade, M. M..., était une grande Irlandaise, de bonne santé, avec un tempérament un peu nerveux, âgée de trente ans et mère de sept enfants. Les dernières règles cessèrent le 13 octobre 1890.

Dans la soirée du 6 mai, pendant qu'elle nettoyait sous un lit, elle se heurta l'abdomen très violemment et ressentit quelques faiblesses dans la suite pendant la nuit.

Le 9 mai à 6 heures du matin, elle se « sentit mal » et envoya chercher un médecin, le D' B.-A. Cheney, de New-Haven; je me sers beaucoup des notes de ce médecin pour rapporter cette observation. La malade était alors en très bon état, la température normale, le pouls à 96, mais elle était agitée et effrayée. Trouvant une présentation de la tête, le col non dilaté, sans aucun signe de travail pour le moment, il attribua son état à son tempérament nerveux, et prescrivit un calmant. A sept heures il fut appelé de nouveau, et trouva qu'il y avait eu une hémorragie assez abondante pour mouiller deux ou trois serviettes. La malade était bien plus tranquille et le pouls comme auparavant. Le vagin fut tamponné dans l'espoir de faire naître la contraction utérine. A dix heures du soir, tandis que le D' Cheney était dans la chambre, la malade pâlit subitement, le pouls s'éleva à 150, très faible et intermittent, une respiration profonde et haletante se montra et en peu de temps, elle présenta tous les symptômes de l'hémorragie. L'utérus était plus distendu qu'auparavant, mais ne fut pas palpé

______

(1) *The Boston medical and Surgical Journal*, 1892, CXXVII, p. 377-379, Traduite dans la *thèse* de Rousseau-Dumarcet.

sans nécessité. Le col était comme auparavant, dur et rigide
avec une absence complète des douleurs du travail. Il n'y avait
d'hémorragie externe en ce moment et visiblement aucun travail.
Les membranes furent rompues, du liquide amniotique s'échappa
sans produire un effet apparent sur l'état de la femme. On
envoya alors chercher le Dr Bagot pour une consultation. Après
un examen attentif, il décida que la meilleure chance de sauver
la mère était de pratiquer un Porro, aussi rapidement que possible. La vie de l'enfant n'était pas à considérer car il était probablement mort.

Les raisons qui le poussaient à adopter ce traitement radical
étaient un peu les suivantes : d'abord il considéra la mortalité
de 85 pour 100 dans le cas d'hémorragie interne sans travail,
traités par les méthodes ordinaires. Ensuite il pensa que l'état
de la femme dont le pouls était à ce moment près de 200, en
dépit des stimulants les plus actifs, était si désespéré qu'il excluait
l'idée de la soumettre au risque de l'hémorragie ultérieure qui
suivrait probablement quelque tentative sur le col rigide et non
dilaté ; il craignait qu'elle ne mourût entre ses mains pendant
qu'il dilaterait assez le col pour extraire le fœtus après la crâ-
niotomie. Même en supposant qu'elle vécût jusqu'à l'extraction
du fœtus, il restait encore le danger de l'hémorragie post partum et elle paraissait si exsangue qu'évidemment la perte de la
quantité de sang qui suit ordinairement la délivrance aurait été
trop forte pour elle. En pratiquant un Porro, d'un autre côté,
pourvu qu'elle supportât le « Shock » de l'opération non néces-
sairement grand en lui-même, on éviterait entièrement toute
perte de sang ultérieure. L'opération césarienne conservatrice
n'était pas à considérer, le temps nécessaire pour cette opération étant hors de question dans l'état actuel de la malade.
Comme l'utérus ne paraissait pas avoir augmenté à la vue, et
comme l'état de la malade n'avait pas empiré, il y avait des rai-

sons pour espérer que l'hémorragie s'était arrêtée en ce moment et qu'elle ne se reproduirait pas de nouveau jusqu'à ce qu'on eût le temps de se procurer et de stériliser le petit nombre d'instruments nécessaires pour l'opération.

Sur ces entrefaites, à l'heure suivante on lui administra une once de wiskey sous la peau. On l'endormit avec un mélange de trois parties d'éther pour une de chloroforme. Le nettoyage de la peau ne fut fait que très rapidement de peur de reproduire l'hémorragie. Moins de cinq minutes après avoir éthérisé, lavé avec une brosse, l'abdomen fut ouvert, les ligaments larges et ronds fixés et coupés de chaque côté, et l'utérus, avec une ligature élastique autour de sa base empêchant efficacement une hémorragie ultérieure, fut basculé en avant et en dehors de l'abdomen, ses parois furent saisies alors avec une couple de pinces à boulets. En ouvrant l'utérus on retira un enfant mort, on trouva le placenta entièrement décollé et l'utérus plein de caillots et de liquide sanglant. On amputa alors l'utérus en bas et après avoir fixé les artères utérines avec six pinces, la ligature élastisque fut changée pour une pince de Tait. Deux aiguilles de Péasle servirent très bien comme pinces à hystérectomie à défaut de meilleurs instruments. Les autres détails de l'opération furent faits comme d'habitude quoique d'une manière précitée.

Avec de la chaleur et du wiskey en abondance, la malade se remit bien et quatre jours plus tard fut portée à l'hôpital où elle fit une bonne convalescence. Quelqu'un connaissant la malpropreté et la saleté des habitations de Dublin appréciera la nature défavorable de l'entourage et l'asepsie fut si complètement faite que sa température ne s'éleva pas au-dessus de 100° Farenheit.

Quatre mois plus tard on revit la femme qui, disait-elle, « se sentait bien mieux qu'avant l'opération ».

Dans cette observation, l'hémorragie rétro-placentaire n'est pas douteuse : en pratiquant l'opération de Porro, on trouve le placenta entièrement décollé et des caillots remplissent la cavité utérine. Mais les autres causes d'hémorragie rétro-placentaire ne sont pas éliminées et c'est la succession des accidents qui pousse à considérer le choc de l'abdomen comme la cause des lésions observées à l'ouverture de l'utérus. En effet, le traumatisme qui est violent porte sur l'abdomen et dès la nuit suivante, la malade ressent quelques faiblesses. Trois jours après, l'hémorragie qui semblait s'être déjà produite, mais était restée cachée jusqu'à ce moment, devient externe. Comme dans les suivantes, d'ailleurs, on ne peut donc, dans cette observation, que constater la probabilité de l'action du traumatisme sur les accidents consécutifs.

V. Observation d'Underhill (1) (résumée).

Femme VIII pare, âgée de 32 ans, arrivée au neuvième mois de sa grossesse. Elle mettait du linge sécher à sa fenêtre et, en se penchant, le poids de son corps l'entraîna de telle façon que l'utérus gravide vint heurter le rebord de la fenêtre. Violente hémorragie externe, blancheur du visage, pouls rapide et faible de la mère. A l'examen de l'abdomen, on constate que l'utérus est gros et plus dur qu'à l'ordinaire. Les battements du cœur fœtal ne peuvent être entendus. Au toucher, col élevé ;

---

(1) *The trans. of the Ed. obst. Soc.*, 1877-1878, p. 141. *Three cases of accidental Hæmorrhage.*

dilatation de deux francs. Sept heures après le début des accidents, chloroformisation de la malade et version bi-polaire. Sur le pied abaissé, il y avait une anse du cordon flasque et sans pouls ; extraction du fœtus mort. Le placenta est accompagné d'une grande quantité de caillots qui l'ont sans aucun doute décollé de la paroi utérine sur une grande partie de son étendue. Guérison de la mère.

VI. Observation de Maberly (1) (résumée).

Il s'agit d'une femme de vingt-sept ans, VII pare, au septième mois de sa grossesse, qui fit une chute de trois marches dans un escalier. Elle eut par le vagin une hémorragie abondante qui dura plusieurs jours. Les membranes sont rompues ; rigidité du col utérin, qui admet un doigt. Présentation du sommet ; administration d'ergot de seigle, application d'un tampon imbibé de perchlorure de fer. État grave de la malade ; mort. A l'autopsie, on trouve que le placenta est situé à la partie antérieure sur la ligne médiane de l'utérus. Son extrémité inférieure s'étend jusqu'à deux pouces environ de la symphyse pubienne. Le placenta était décollé dans presque toute son étendue par un large caillot sanguin ; la seule portion qui est restée fixée est une bande étroite de son bord inférieur. Les membranes étaient adhérentes à la paroi utérine, sauf sur une partie s'étendant du bord supérieur du placenta à la paroi postérieure de l'utérus. Cet espace était évidemment occupé par le sang.

Il est très plausible d'admettre que dans les observa-

____

(1) *Ob. J. of gr. Brit. and Irel.*, 1877-1878, p. 40.

tions de Underhill et de Maberly, le traumatisme est cause
de l'hémorragie rétro-placentaire consécutive, dont l'existence est prouvée par la constatation des symptômes et
l'examen de l'arrière-faix dans le premier cas, par l'autopsie dans le second.

VII. Observation de Suter (1).

Mrs B..., âgée de trente-neuf ans, mère de quatre enfants,
vient me trouver, le 4 mai 1890 ; elle se plaint d'une hémorragie grave et ajoute qu'elle a peur de faire une fausse couche
au cinquième mois de sa grossesse. Elle était employée dans
un atelier ; elle fit un effort pour accrocher quelques tableaux,
elle glissa et tomba. Immédiatement elle ressentit une douleur
aiguë au niveau de l'utérus ; presque aussitôt survint une
hémorragie pour laquelle je fus mandé en hâte. En faisant
l'examen vaginal, je trouve le col légèrement dilaté et une
hémorragie absolument grave. Je fais rester la malade dans la
position couchée et je prescris une mixture avec de l'extrait
fluide d'ergot et de la teinture d'opium. Par ce moyen, l'hémorragie fut vite arrêtée, et la malade fut bientôt en état de se
lever. Elle a de graves récidives d'hémorragie, mais elles cèdent
au traitement précédent ; en prenant des précautions extrêmes,
la malade peut aller jusqu'en juillet ; à ce moment l'hémorragie survient de nouveau, en même temps que commencent les

---

(1) *Am. J. Obst. N.-Y.*, **XXV**, p. 215, 1892. *Report of a case of partial
separation of the Placenta causing accidental Hæmorrhage during Pregnancy
and premature delivery.*

douleurs du travail. En examinant la malade, je trouve le col dilaté comme un quart de dollar et j'examine attentivement pour savoir si je n'ai pas à faire à un placenta prævia; mais dans l'ouverture du col, je ne sens rien qui ressemble à un placenta. A l'examen vaginal, je suis incapable de reconnaître quelles sont les parties qui se présentent, mais par l'examen externe, je constate que la tête fœtale se trouve dans la région iliaque droite et les pieds du côté opposé. Je me propose d'aider au travail et d'accomplir la version lorsque le col aura été suffisamment dilaté. Au bout de trois heures, je trouve la dilatation du col suffisante; en même temps la présentation du fœtus s'est modifiée en sommet à cause des petites dimensions de l'enfant; il se meut librement dans la cavité utérine et les membranes ne sont pas rompues. Aussitôt après leur rupture, la tête vient s'engager dans le col, et en peu de temps un fœtus de sept mois est expulsé. Le placenta est délivré rapidement par la méthode de Crédé, et examiné soigneusement. Environ un sixième au moins de sa surface est absolument lisse; et son décollement ne s'est produit évidemment que depuis l'accident et la première hémorragie. Les points intéressants dans ce cas sont : le décollement d'une petite partie du placenta, l'évolution rapide de la grossesse depuis le moment de la chute, sa marche sans accidents jusqu'au moment où le travail se fit, enfin l'hémorragie qui aurait pu être plus grave.

Dans le cas de Suter, la corrélation entre la chute de la malade et les accidents consécutifs semblerait assez nettement établie, mais le fait que ces hémorragies récidivent pendant deux mois avant d'amener l'expulsion du fœtus, rendra très douteuse, à notre avis, l'action du traumatisme, étant donné surtout qu'aucun examen d'urine n'a été fait.

VIII. Observation de Juggard (1)

*Décollement prématuré du placenta inséré normalement, par suite
d'un traumatisme, chez une femme qui a déjà accouché trois
fois et qui est enceinte de 8 mois. Hémorragie grave interne
et externe sans rupture de l'amnios. Expectation. Travail
spontané, 18 heures après l'accident. Expulsion d'un enfant
mort-né ; guérison.*

Femme âgée de 34 ans ; 3 grossesses antérieures. Première
grossesse : accouchement à terme ; deuxième grossesse : fœtus
expulsé à 3 mois ; troisième grossesse : accouchement à terme.
Cette femme a eu ses dernières règles le 6 décembre 1886.
Marche normale de la grossesse jusqu'à l'accident. La malade,
très intelligente, m'a raconté le fait de la façon suivante : « Le
7 août 1887, pendant une promenade dans le parc, vers
4 heures de l'après-midi, un cheval se jeta contre le côté de ma
victoria et sa tête me vint tout près de l'épaule. Une terrible
angoisse me passa par tout le corps, suivie d'autres qui reve-
naient toutes les 2 ou 3 minutes. Je rentrai chez moi le plus
rapidement possible, le voyage dura probablement trois quarts
d'heure. Je me trouvai vraiment mal de cet événement et je ne
mangeai pas ; vers 10 heures du soir, l'hémorragie commença. »
La malade ne pense pas avoir quitté le coussin de la voiture,
mais le traumatisme a dû consister dans le choc du corps entier contre le cheval rebelle qui est venu se jeter contre la voiture. L'examen montre un développement considérable de
l'utérus ; cette augmentation de volume est asymétrique et limitée
au segment antéro-latéral droit. La paroi utérine est très tendue.

----

(1) *The medical News*. Philadelphia, p. 599, 1889.

Présentation du sommet en occipito-iliaque gauche. antérieure.
Mouvements actifs du fœtus imperceptibles ; la malade n'a pas
senti remuer depuis l'accident. L'auscultation ne permet pas
d'entendre les battements du cœur fœtal. Au toucher vaginal,
effacement de la portion vaginale du col. Dilatation de la lar-
geur de deux doigts. Engagement de la tête. Hémorragie utérine d'environ un demi-litre. Malade exsangue, peau.et lèvres
blanches. Pouls rapide et faible. Tous ces symptômes, sur-
venant immédiatement après l'accident, font penser à un décollement prématuré, probablement complet, du placenta inséré
normalement. Pendant l'intervalle des douleurs, le segment
antéro-latéral droit, qui est hypertrophié, est relativement dur
et solide, tandis que le reste de l'utérus est quelque peu flasque.
Cette masse est surtout composée du placenta et de caillots
sanguins qui séparent le placenta de la paroi utérine. Cette opi-
nion me fut confirmée par la symétrie parfaite de l'utérus
lorsqu'il fut vide.

Marche rapide du travail, rupture spontanée des membranes,
liquide amniotique mêlé de sang. Terminaison de l'accouchement six heures après le début du travail. Pas de complications
puerpérales, sauf une céphalalgie persistante due à l'anémie,
qui disparaît par l'administration de fer. Fœtus de huit mois,
du sexe masculin, bien développé, mort-né. Après l'accouchement, expulsion de trois litres de caillots sanguins. La face utérine du placenta est recouverte de caillots sanguins très adhérents, d'origine récente. En lavant ces caillots, la périphérie de
la face utérine est trouvée lisse et unie, tandis que le centre est
déchiré. L'ouverture de l'amnios à travers laquelle le fœtus a
passé est petite et équidistante des bords du placenta. Dans ce
cas, l'hémorragie abondante qui s'est produite avait son siège
au centre du placenta. Le processus de l'hémorragie était pure-
ment mécanique. Urines parfaitement normales. L'examen

attentif du placenta et des membranes prouve l'absence d'endométrite. L'asphyxie et non l'hémorragie est probablement cause
de la mort du fœtus, car on a reconnu l'intégrité des vaisseaux
sanguins.

Rien n'est moins prouvé que l'existence d'un traumatisme dans le cas rapporté par Juaggard. Cet auteur
pense qu'il y a eu choc du corps entier de la malade contre
le cheval qui s'est jeté sur sa voiture ; mais les faits rapportés par la femme qui est très intelligente, au dire de
l'auteur, sont en désaccord avec l'interprétation de ce
dernier. Elle raconte, en effet, que la tête du cheval lui vint
seulement près de l'épaule. Nous ne pouvons donc que
mettre en doute l'existence d'un traumatisme dans ce cas.

IX. Observation d'Herman (1) (résumée).

Il s'agit d'une multipare qui a fait une chute sur une chaise
de nuit et qui porte des lésions sur différentes parties du corps.
La malade est dans le collapsus ; on trouve l'utérus très gros et
très haut. A l'auscultation, on n'entend pas les battements du
cœur fœtal. Hémorragie externe considérable. Au toucher, le col
de l'utérus est extrêmement dur ; il admet deux doigts. Présentation du sommet ; rupture des membranes douze heures
après le début des accidents. Administration de seigle ergoté,
puis la dilatation de l'orifice utérin se fait très lentement. Application d'un ballon de Barnes ; on a recours ensuite au tampon-

---

(1) *The Obst. Journal of Great Brit. and Ireland* (1880), p. 87. *A case
of concealed accidental Hœmorrhage.*

nement, puis on applique un nouveau ballon. Application de
forceps. Au moment de cette application, on constate qu'une
anse de cordon dont les battements sont très faibles est venue
tomber sur les côtés de la tête ; l'application de forceps est in-
fructueuse, perforation du crâne et extraction du fœtus avec le
céphalotribe, vingt heures après le début des accidents. Aucun
examen sérieux du placenta n'a été fait. Mort de la mère trois
quarts d'heure après la délivrance.

X. Observation de Reynolds (1) (résumée).

Femme de 20 ans, primipare, arrivée au septième mois de
sa grossesse ; fait un faux pas contre le dos d'une chaise et
reçoit un léger coup à la partie supérieure de l'abdomen. Immédiatement après l'accident, il ne se produit rien de particulier.
Ce n'est que dix heures après que la malade accuse de la douleur. A l'examen de l'abdomen, on trouve que le fond de l'utérus, particulièrement le côté droit, est occupé par une masse mal
définie qui masque le derrière du fœtus et qui s'en distingue par
sa forme unie ; elle donne la sensation de quelque chose d'un
peu bourbeux. Présentation du sommet. A l'auscultation, battements du cœur fœtal rapides et faibles. Trois jours après l'accident, le travail se déclare ; rupture des membranes à la dilatation
complète. Une hémorragie survient quand la tête arrive au
détroit inférieur. Application de forceps. Pas d'hémorragie
après l'accouchement. Au premier effort fait pour expulser le
placenta, celui-ci est rejeté avec force dans le lit ; une grande
quantité de sang s'écoule alors avec une telle violence qu'il
rejaillit sur le mur de la chambre, à quatre ou cinq pieds de

---

(1) *Boston medical and Surgical Journal* (1886), p. 463.

distance. Évidemment le sang avait été contenu par les bords
du placenta et ne peut s'écouler qu'au moment de son expulsion. Hémorragie post partum considérable, arrêtée par une
injection de sublimé à 1 pour 2 500. Compression manuelle de
l'utérus pendant quatorze heures. Mère et enfants vivants.

Dans l'observation d'Herman, il semblerait assez
logique, à première vue, de rapporter au traumatisme les
symptômes d'hémorragie grave interne et externe qui
succèdent à une chute sur une chaise de nuit. Mais outre
que la façon dont a agi le traumatisme n'est pas spécifiée
sur l'observation, on relate ce fait qu'il n'y a eu aucun
examen du placenta. Il est donc difficile, en pareil cas,
d'admettre comme certaine l'existence du décollement
prématuré.

La même raison nous oblige à faire des réserves sérieuses pour le cas rapporté par Reynolds, étant donné
surtout, que, dans ce cas, les symptômes d'hémorragie
rétro-placentaire ne sont pas nettement constatés.

XI. OBSERVATION DE WARREN (1) (résumée).

Femme de 25 ans, tertipare, enceinte de huit mois. Quelques jours après une chute d'un escalier, cette femme est prise
d'hémorragie externe abondante. A l'examen de l'abdomen, on
trouve une présentation du sommet ; au toucher, le col de
l'utérus admet deux doigts. On pratique la dilatation digitale
du col pendant trois heures, puis la rupture des membranes six

---

(1) *The Am. J. of Obst. and dis of women and Chil.*, 1888, p. 1020.

heures après le début des accidents. Après la rupture des membranes, le travail s'est arrêté et la malade a dormi pendant deux heures. Dix heures après le début des accidents, expulsion spontanée d'un fœtus vivant du poids de 8 livres. Le placenta était gros, un quart avait été détaché prématurément et était recouvert d'un gros caillot. Guérison de la mère.

XII. Observation de Park (1) (résumée).

Femme de 37 ans, XV pare, ayant accouché huit fois à terme et fait six avortements ; atteinte d'hémorroïdes et de prolapsus du rectum. La date de la grossesse n'est pas indiquée dans l'observation, elle relate que cette femme reçut un léger coup et que quelques jours après elle fut prise d'hémorragie. Présentation du sommet. Au toucher, col non dilaté. Trente heures après le début des accidents, la dilatation est complète, rupture de la poche des eaux ; application de forceps. Après la délivrance, ergot de seigle. Mort de l'enfant. Guérison de la femme.

On ne saurait incriminer d'une façon bien certaine le traumatisme dans les observations de Warren et de Park. Dans la première il semble réel et suffisant pour donner naissance à l'hémorragie. Mais celle-ci ne se déclare que quelques jours plus tard et après la délivrance on constate que le placenta est gros, ce qui suffit à rendre suspecte la pathogénie de son décollement. Dans la seconde c'est seulement quelques jours après un léger coup que se pro-

---

(1) *The Journ. of the American medical Association.* Chicago, 1887, p. 124.

duit la perte de sang, et l'état du placenta n'est pas relaté dans l'observation.

XIII. Observation d'Anderson (1) (résumée).

Femme de 21 ans, primipare, mariée, d'excellente santé. Rien de spécial dans ses antécédents ; pas de syphilis antérieure, pas d'albumine dans les urines. Dernières règles, le 14 novembre 1887. Au sixième mois de sa grossesse, la malade fit une chute de cheval, elle n'éprouva aussitôt presque aucune douleur abdominale et n'eut pas d'hémorragie. Celle-ci ne survint que deux mois plus tard, elle fut très abondante et apparut cinq minutes après que la femme eût ressenti une violente douleur dans le ventre. On apporte aussitôt la malade à l'hôpital, le col est légèrement entr'ouvert ; accouchement spontané trente-six heures après l'admission de la femme. Délivrance spontanée du placenta, dont une partie a été décollée par des caillots foncés. Enfant vivant. Guérison de la mère, douze jours après l'accouchement.

Il nous semble qu'on doit considérer comme nulle l'influence de la chute que fit la malade citée par Anderson, puisqu'au moment de l'accident cette femme n'éprouva aucune douleur abdominale et que l'hémorragie ne survint que deux mois après.

XIV. Observation de Welch (2) (résumée).

Femme de 40 ans, au septième mois de sa grossesse. Dix-

---

(1) *Australian medical Journal* (1880), X, p. 420.
(2) *Medical Times* (1874), IV, p. 237-238.

sept accouchements antérieurs. Onze enfants naquirent à terme. Six fausses couches. La malade souffre depuis un mois d'une hémorragie utérine qui l'affaiblit beaucoup. Présentation de la face avec le menton du côté de la symphyse ; évolution en présentation de l'occipital. Application de forceps. Fœtus mort depuis longtemps et décomposé. Délivrance immédiate du placenta qui est décollé, et ensuite plus aucune contraction utérine ; ergot de seigle. La cause de l'hémorragie accidentelle est sans doute due à un décollement partiel du placenta que la malade explique par une petite chute qu'elle fit dans un escalier quelques jours avant l'apparition de l'hémorragie.

XV. Observation de Greene (F. M.) (1).

Mrs M..., multipare, était entrée dans le neuvième mois de sa grossesse quand elle glissa sur un morceau de glace ; elle ne tomba pas complètement et en voulant reprendre la position normale, elle ressentit une douleur aiguë lancinante, dans le côté gauche, près du fond de l'utérus. Elle resta environ deux heures sur ses pieds, sans inconvénient ; mais subitement, elle eut une faiblesse accompagnée de sueur et tomba en syncope. La malade fut couchée et bientôt elle déclare que la poche des eaux était rompue ; à l'examen, on reconnut du sang et des caillots. Je fus mandé aussitôt et je trouvais la malade très agitée et inquiète, la face et les lèvres décolorées. Elle ne se plaint d'aucune douleur ; pouls 100 ; il est faible et compressible. L'examen révèle la présence dans le vagin d'un gros caillot que j'enlève. L'hémorragie a cessé. La palpation montre l'utérus légèrement contracté avec une légère hypertrophie du côté du

---

(1) *Medical News*. Philadelphia, 1892, LX, p. 18.

fond à droite, et une grande sensibilité à la pression. Impossibilité de déterminer l'état de la circulation fœtale ; on n'entend pas le souffle placentaire. Le col avait la dilatation d'un dollar ; les membranes étaient légèrement tendues et faisaient saillie ; présentation du sommet. Application d'un large bandage serré modérément, autour de l'abdomen. La malade reste ainsi pendant une heure et demie. Peu ou point d'hémorragie ; elle se plaint d'une grande douleur. Elle est placée dans la position de la version podalique ; dilatation complète du col. Rupture des membranes ; apparition de la tête qui distend le périnée ; circulaire du cordon autour du cou. Hémorragie considérable pendant l'accouchement. Expression du placenta par la méthode de Crédé ; immédiatement après la délivrance issue d'un gros caillot ; solution d'ergot. Convalescence normale. Le caillot qui avait probablement causé le gonflement utérin du côté du placenta était composé de sang maternel et de sang fœtal. Le sang trouvant passage entre les membranes et les parois de l'utérus avait déterminé la syncope prolongée pendant laquelle l'enfant mourut ; car juste avant, la mère perçut les mouvements actifs du fœtus qu'elle ne perçut plus ensuite.

Nous éliminons enfin le traumatisme dans les observations de Welch et de Greene, puisque dans l'une l'auteur regarde son action comme hypothétique et que dans l'autre il n'y a certainement pas eu de choc sur l'abdomen.

En résumé, il est facile de se rendre compte à l'analyse des observations que nous avons pu recueillir que le traumatisme si fréquemment incriminé dans l'étiologie du décollement prématuré du placenta n'est qu'assez rarement cause de cet accident, puisque nous avons pu recueillir seulement une observation (l'observation I) où son action est indiscutable : elle fut anatomiquement prouvée sur la table d'autopsie. Dans les observations II et III, l'influence de l'action du traumatisme est nettement établie par des preuves cliniques. Quoique encore probable, cette influence est plus discutable dans les observations IV, V et VI. Elle est douteuse dans les observations VII, VIII, IX, X, XI, XII. Elle nous paraît avoir été nulle dans les observations XIII, XIV, XV.

Mais à côté des cas où le traumatisme fut accusé à tort d'avoir causé l'hémorragie rétro-placentaire, il en est d'autres où des traumatismes importants n'ont été suivis d'aucun accident. Nous citerons quelques-uns de ces exemples les plus saisissants.

Le fait suivant est rapporté par M. le Pr Tillaux dans une leçon de clinique chirurgicale (1) : « A Beaujon, j'ai soigné une femme enceinte de cinq mois qui était tombée du sixième étage sans se faire d'autres lésions que des contusions multiples et qui continua sa grossesse normalement et accoucha à terme. »

M. Bouchacourt (2) en cite d'assez nombreux exemples, entre autres ceux qui ont été recueillis par M. Varnier et rapportés par cet auteur à la Société d'obstétrique, de gynécologie et de pédiatrie de Paris (juin 1900).

A la même séance, M. Varnier communiqua à cette société l'observation d'une femme primipare qui, enceinte de sept mois, présenta tous les phénomènes d'une fracture

---

(1) Traumatisme et grossesse. *Bulletin médical,* janvier 1898.
(2) La grossesse. Études sur sa durée et ses variations, 1901.

du crâne à la suite d'une chute du deuxième étage, dont la grossesse continua à évoluer normalement et qui accoucha à terme à la clinique Baudelocque dans des conditions tout à fait normales.

Notons également ce fait que nous avons rapporté et qui est cité par M. Lepage dans sa communication à la Société d'obstétrique, de gynécologie et de pédiatrie de Paris (avril 1901) où le traumatisme porta sur l'abdomen : il s'agit d'une secondipare qui à 7 mois et demi de grossesse alla buter violemment de son ventre proéminent contre l'angle d'une porte ouverte. La douleur fut très vive après l'accident et persista pendant plusieurs jours, mais cela n'empêcha pas la malade d'accoucher à terme.

L'observation suivante que nous avons recueillie dans Gendrin (1) contient un fait du même genre. Il s'agit « d'une femme, d'une frêle constitution, grosse de cinq mois qui, étant dans un cabriolet qu'un cheval traînait avec une grande vitesse, fut jetée au delà de la tête du cheval qui s'abattit au milieu de la course. Cette dame eut une violente contusion au front et à la poitrine ; elle était tombée à plat ventre. L'accident était arrivé à 4 lieues de Paris, elle remonta dans le cabriolet et revint chez elle... Elle fut tenue dans le plus grand repos. Les mouvements de l'enfant furent nuls pendant quatre jours, puis ils se rétablirent. Il ne survint pas le moindre accident du côté de l'utérus ; l'accouchement arriva heureusement à terme ; l'enfant était bien portant et le placenta ne présenta aucune apparence de lésion. »

-----

(1) Traité physiologique de médecine pratique, t. II. 1839.

On voit d'après ces exemples que le traumatisme est dans certains cas une cause d'hémorragie rétro-placentaire, il peut dans d'autres, même lorsqu'il porte directement sur l'abdomen, ne déterminer aucun accident. Dans deux des observations que nous avons rapportées, l'autopsie a été faite. Nous pensons avoir trouvé dans la description qui est donnée de l'utérus et de son contenu, une disposition qui explique que, suivant les cas, un traumatisme portant sur l'abdomen puisse ou non déterminer l'hémorragie rétro-placentaire. Nous étudierons cette question au chapitre de l'anatomie pathologique.

ANATOMIE PATHOLOGIQUE

Quoique Mme Boivin (1) et Mme Lachapelle (2) n'admettent pas « la possibilité d'une hémorragie interne pendant la grossesse, ni l'accumulation de sang entre le placenta et l'utérus », quoique Stoltz (3), en 1878, nie « l'hémorragie utérine interne dans lequel le sang s'accumulerait entre la matrice et le placenta en repoussant celui-ci en forme d'entonnoir », une description exacte de la lésion de l'hémorragie placentaire avait déjà été donnée par Delaforterie dans une observation publiée en 1807, dans le *Journal de médecine*, t. XXIV, p. 384. Mandé chez une femme multipare qui après douze heures de travail était dans un état alarmant, il « n'arriva qu'après la mort de la femme et se hâta de pratiquer l'opération césarienne. Ayant ouvert avec précaution le fond de l'utérus, il en vit sortir un flot de sang noir qu'il estima à trois chopines au moins. Ce sang laissa une grande cavité vide qui se trouvait entre le placenta et le fond de l'utérus. M. Delaforterie reconnut alors, en introduisant sa main dans cette cavité, qu'elle était limitée par le bord du placenta qui avait conservé son adhérence naturelle avec la

---

(1-2-3) *Loc. cit.*

matrice. Le fond de cet organe était sans rupture ; le vagin ne contenait aucune trace de sang, pas même de glaires rougeâtres ; l'orifice utérin paraissait peu dilaté. L'enfant extrait vivant périt au bout de quelques instants. »

Dans le Traité physiologique de médecine pratique de Gendrin est rapportée l'observation d'Albinus qui « a trouvé sur le cadavre la présence de cette disposition morbide après une hémorragie interne devenue mortelle pendant la grossesse, le sang extravasé était accumulé entre l'utérus et le placenta soulevé mais adhérent par toute sa circonférence. »

L'observation rapportée par Cazeaux (1) qu'il a relevée dans le *New Medical and physical Journal* de 1815 relate la même disposition : il s'agit d'une femme qui mourut d'une syncope après avoir perdu seulement 32 grammes de sang par le vagin. On trouva à l'autopsie le centre du placenta seul, décollé et refoulé en cul-de-sac, contenant une pinte et demie de sang coagulé.

Sur la coupe faite par Winter de l'utérus gravide d'une femme morte d'éclampsie, la démonstration du décollement prématuré du placenta par hémorragie rétro-placentaire est plus évidente encore.

« Le placenta occupe la paroi postérieure de l'utérus et empiète dans la moitié droite ; il est fortement repoussé en bosse dans la cavité utérine principalement au voisinage de l'insertion du cordon... Au-dehors, l'utérus en cet endroit n'est pas repoussé et a conservé ses contours nor-

---

(1) Traité théorique et classique de l'art des accouchements. Paris, 1856, p 711.

maux... L'hémorragie à la périphérie droite du placenta et en haut arrive immédiatement au bord ; plus loin par en bas le bord du placenta est encore adhérent. Le débordement sanguin sous les membranes doit venir de la périphérie droite, car là seulement l'épanchement sanguin décolle le bord du placenta (1). »

Enfin de toutes, la plus instructive est la coupe de MM. Pinard et Varnier avec l'observation qui l'accompagne (2). Il s'agit d'une femme morte d'hémorragie foudroyante à son arrivée à la maternité de Beaujon : « L'utérus dont l'aspect extérieur ne présentait rien d'anormal fut mis à congeler pendant vingt-quatre heures puis scié suivant son plan autéro-postérieur. » Sur cette coupe on voit que le fœtus est fortement tassé contre la paroi antérieure de l'utérus. Il n'occupe sur la coupe qu'un peu plus de la moitié antérieure de cet organe. Le reste est occupé par le placenta qui était inséré sur la paroi postérieure et en est séparé par un énorme hématome rétro-placentaire. Ce dernier qui s'effile au niveau de la périphérie du placenta dépasse les limites de ses bords supérieur et inférieur. En bas il se prolonge jusque dans le canal cervical ; les membranes sont décollées et le caillot s'insinue entre la tête fœtale et le segment inférieur de l'utérus. « Il n'y a pas de sang dans la cavité de l'œuf. Entre le caillot et la

---

(1) Varnier. *Revue pratique d'obstétrique et de pédiatrie*, juin 1892. Diagnostic et traitement des hémorragies génitales pendant la grossesse.

(2) Décollement prématuré du placenta normalement inséré, par brièveté accidentelle du cordon. Pinard et Varnier. Études d'anatomie obstétricale normale et pathologique. Paris, 1892.

paroi musculaire postérieure de l'utérus on voit très nettement à la loupe la portion non caduque de la muqueuse utérine. L'hémorragie s'est donc faite au niveau de la ligne de clivage inter-utéro-placentaire. » Cette étude est encore intéressante en ce qu'elle prouve anatomiquement l'existence de la brièveté accidentelle du cordon comme cause de décollement prématuré du placenta : « l'ombilic du fœtus et l'insertion placentaire du cordon sont étroitement accolés l'un à l'autre ». « Dans une série d'autres coupes nous avons pu voir le cordon enserrant étroitement la nuque du fœtus de telle sorte qu'il était impossible de le faire passer par-dessus les épaules. »

L'examen de l'utérus a été fait post mortem pour la malade qui fait le sujet de l'observation de Barnes. Elle est intéressante en ce qu'elle montre une particularité qui appartient en propre au décollement prématuré d'origine traumatique : c'est la présence d'une ecchymose sur la paroi antérieure de l'utérus, ecchymose visible sur la surface extérieure de l'organe dès l'ouverture de l'abdomen : une autre particularité qui mérite d'être notée, c'est l'insertion sur la paroi antérieure de l'utérus, du placenta partiellement décollé. Cette disposition se retrouve dans l'observation de Maberly : la malade mourut et à l'autopsie il fut permis de constater que le placenta décollé dans presque toute son étendue était inséré sur la paroi antérieure de l'utérus. Peut-être cette disposition est elle nécessaire à la production de l'hémorragie rétro-placentaire d'origine traumatique. Nous avons vu en effet dans les observations que nous présentons, la corrélation entre le traumatisme et le décollement prématuré du placenta être établie d'une façon certaine seulement dans les cas où le choc avait porté sur l'abdomen. Mais si le placenta est inséré à la paroi postérieure de l'utérus, le choc sur l'abdomen ne contusionne plus directement les vaisseaux utéro-placentaires et le coup fortement amorti n'a plus de chance à moins d'être d'une violence exceptionnelle de produire leur déchirure. Sans doute est-ce à cette disposition anatomique que sont dus ces cas de résistance à l'action des traumatismes abdominaux que nous signalions à la fin du chapitre précédent.

On a pu faire seulement l'examen de l'arrière-faix dans l'observation de M. Lepage. Cette étude fournit des renseignements intéressants. Le placenta présente l'aspect caractéristique dû à l'hémorragie rétro-placentaire qui se produit au cours de la grossesse. Sur une étendue de 7 centimètres sur 8, la face utérine est recouverte de caillots noirâtres adhérents. La partie de cet organe qui est masquée par les caillots est déprimée, le tissu placentaire ayant été comme aplati, refoulé par le sang épanché.

M. Champetier de Ribes a également pratiqué l'examen de l'arrière-faix de la femme dont il rapporte l'observation. Il décrit dans le placenta deux portions d'aspect différent : une partie épaisse d'environ $1^{cm},9$, de coloration et de configuration normales tant sur la face fœtale que sur la face utérine ; c'est sur cette partie que s'insère le cordon ombilical. L'autre moitié rouge, congestionnée, de couleur chair sur la face fœtale sur laquelle on ne distingue plus les vaisseaux ombilicaux, est creusée en capsule du côté de la face utérine et recouverte de caillots noirs anciens encore adhérents. Le tissu qui constitue cette

moitié du placenta est tassé et n'atteint qu'un centimètre
d'épaisseur.

On voit que ces lésions sont celles qu'on rencontre
habituellement dans les autres cas d'hémorragie rétro-
placentaire et l'examen de l'arrière-faix ne nous fournit
pas de renseignements bien spéciaux. Il confirme le
diagnostic d'hémorragie rétro-placentaire qui le plus ordinairement est fait avant l'accouchement et peut être d'une
certaine utilité pour l'établissement du diagnostic étiologique quand on a éliminé toutes les autres causes de décollement prématuré, ainsi que nous le verrons au chapitre
du Diagnostic. Mais c'est le résultat de l'examen nécroscopique de l'utérus et de son contenu qui a été pratiqué dans
le cas rapporté par Barnes qui constitue pour ainsi dire la
preuve anatomique du traumatisme cause de décollement
prématuré du placenta : puisque dans ce cas, le point
contusionné de la paroi antérieure de l'utérus répond à la
partie décollée du placenta qui était inséré à ce niveau. Si
l'ecchymose qui existe sur la paroi abdominale ne correspond pas à celle qu'on observe sur la surface de l'utérus,
cela tient très probablement à l'augmentation de la hauteur
de l'utérus qui a presque fatalement suivi la production
de l'hémorragie rétro–placentaire.

SYMPTOMES ET DIAGNOSTIC

La symptomatologie du décollement prématuré du placenta est connue et nous n'avons point la prétention de la tracer ici ; nous voulons seulement rechercher dans les observations où la relation est nettement établie entre le traumatisme et l'hémorragie rétro-placentaire, si les symptômes diffèrent de ceux relatés dans les cas où le même accident reconnaissait pour origine l'albuminurie ou la brièveté du cordon. Nous tâcherons également d'établir quels sont les signes qui nous permettront d'arriver au diagnostic étiologique lorsque nous aurons posé celui de décollement prématuré du placenta.

Ce qui frappe d'abord quand on arrive auprès des femmes en proie à cet accident c'est l'état de pâleur plus ou moins marqué dans lequel elles se trouvent et qui est proportionnel à la quantité de sang épanché. La température est au-dessous de la normale et le pouls plus fréquent que d'habitude : 80 pulsations dans l'observation II ; 104 dans l'observation III ; mais le pouls est bien frappé. Chez la malade de Macolm Storer il bat d'abord à 96 et monte ensuite à 150, il est très faible et intermittent. Le pouls de la malade de Juggard est rapide et faible. Les symptômes généraux ne sont pas très graves dans le cas de M. Champetier de Ribes, on note simplement de la pâleur. Il en est de même pour la malade qui fait le sujet de l'observation de M. Lepage, au moins avant l'accouchement. Tandis que la malade de Barnes, pâle, les lèvres exsangues, est dans le collapsus.

Ces accidents se déclarent plus ou moins rapidement après le choc porté sur l'abdomen : ils apparaissent seulement après vingt-quatre heures chez la malade de M. Lepage. Avant, la partie droite de l'abdomen où avait porté le traumatisme était simplement endolorie. L'état général est grave aussitôt après l'accident, dans l'observation de Barnes. Le malade de M. Champetier de Ribes tombe sans connaissance au moment de l'accident, mais revient rapidement à elle ; depuis ce moment elle souffre d'une façon continue.

Le plus souvent on a noté aussitôt après l'accident la disparition des mouvements actifs du fœtus dans les observations que nous présentons.

A l'examen local, le palper de l'utérus est douloureux à l'endroit où cet organe a été contusionné ; la paroi abdominale porte parfois les traces d'une ecchymose, mais ce fait est loin d'être constant. L'utérus plus développé qu'à l'état normal est très dur, en état de contraction permanente, de « consistance ligneuse ». Cependant dans le cas de Juggard, où le développement de l'utérus est considérable, l'augmentation de volume est limitée au segment antéro-latéral droit. Dans l'intervalle des contractions cette partie est relativement dure et solide, tandis que le reste de l'utérus est quelque peu flasque. Enfin dans l'observation de Reynolds, le fonds de l'utérus et particulièrement le côté droit est occupé par une masse mal définie qui masque le derrière du fœtus et donne la sensation de quelque chose « d'un peu bourbeux ». C'est la seule observation où l'on retrouve une sensation analogue à celle de l'empâtement signalé par Mme Henry et qui correspondrait au point où se fait l'hémorragie. Mais dans ce cas, l'examen du placenta n'a pas été fait et nous n'avons pas de preuves du décollement prématuré de cet organe.

L'auscultation du cœur fœtal est généralement négative, il en est ainsi dans les observations II et III où l'hémorragie n'est cependant pas assez abondante pour engendrer un état général grave chez la mère.

Le toucher vaginal décèle, tant que le travail n'est pas commencé, un col ferme et long dans les observations de MM. Lepage et Champetier de Ribes. Dans la dernière, le segment inférieur de l'utérus est dur, tendu, enfoncé dans l'excavation. Dans l'observation de Barnes, l'état local de l'utérus n'est pas relaté, il n'est rien dit de son volume, ni de sa consistance, ainsi que de l'état du col ; et cependant l'hémorragie interne par décollement placentaire n'est pas douteuse puisque l'examen nécroscopique a été fait et à ce moment aussi le diagnostic qui était resté inconnu du vivant de la malade.

L'hémorragie peut rester cachée et le sang ne s'écouler par le vagin à aucun moment ; c'est ce qui arriva pour la malade de Barnes dont la mort survint six heures après l'accident.

Dans d'autres cas, l'hémorragie interne d'abord, reste

intra-utérine jusqu'au moment où le col est effacé complètement et apparaît à l'extérieur quand l'orifice utérin commence à se dilater. C'est le cas de la malade de M. Champetier de Ribes.

D'autres fois le sang sort de l'utérus avant l'effacement du col. Dans l'observation de M. Lepage, la malade
perdait à neuf heures du matin du sang rouge en assez
grande abondance et, à onze heures, on constatait au toucher vaginal que le col de l'utérus était long et ferme. A
ce moment la perte de sang ne se faisait plus à l'extérieur,
mais la consistance et le volume de l'utérus, ainsi que
l'examen du placenta consécutif à son expulsion prouvent
que le sang s'était collecté entre la paroi de la matrice et
le placenta déprimé et refoulé par les caillots.

L'évolution de ces accidents est variable. Ainsi que
cela a lieu dans l'observation de Barnes, la mort peut sur-
venir sans que le travail se déclare et la malade succombe
à l'anémie aiguë causée par l'abondance de l'hémorragie.

Plus souvent, l'hémorragie provoque le travail, l'effacement du col se fait, l'orifice utérin se dilate et l'on sent
la poche des eaux généralement intacte et tendue, c'est
ainsi que les choses se passent dans le cas de M. Champetier.

L'expulsion se fait alors spontanément, l'hémorragie
ne se reproduit pas au moment de la délivrance et la guérison a lieu. D'autres fois, au moment de l'expulsion du
placenta ou après elle, se fait une nouvelle perte de sang.
Ses effets s'ajoutent aux effets de celle qui est la cause de
l'expulsion prématurée du produit de la conception et elle
peut donner lieu à de sérieuses inquiétudes pour l'état de la
femme. Les choses se passent de la sorte chez la malade

de M. Lepage, qui à ce moment a des nausées, devient plus pâle, dont les muqueuses, lèvres et conjonctives se décolorent, dont le pouls devient petit, ce qui oblige à faire une injection de sérum artificiel de 800 grammes.

Le diagnostic du décollement prématuré du placenta d'abord doit être posé et nettement établi. Il faut, comme l'a fait Lehman dans sa thèse, éliminer la rupture utérine, la rupture du kyste fœtal dans la grossesse extra-utérine, accidents dont le diagnostic se pose lorsque dominent les symptômes d'hémorragie grave ; s'assurer que l'excès de volume de l'utérus ne tient pas à une grossesse gémellaire ou à une poussée d'hydramnios aiguë. L'hémorragie dans le cas d'insertion basse du placenta n'a pas la même physionomie clinique que celle du décollement du placenta normalement inséré ; l'hémorragie se fait au-dehors et on ne constate ni l'augmentation de volume, ni la consistance ligneuse de l'utérus. Cependant, ainsi que l'a démontré Lehman, sous l'inspiration de M. le Pr Pinard, quand le placenta est inséré en bas et en avant derrière la symphyse pubienne, si la tête du fœtus se présente au détroit supérieur, elle appuie sur le placenta qu'elle décolle et entraîne l'hémorragie ; le sang cherche à se frayer un passage au-dehors, mais la tête fœtale appuyant sur le segment inférieur de l'utérus et la languette placentaire, oppose un obstacle à la sortie du sang et celui-ci s'accumule entre la paroi utérine et le placenta dont il augmente le décollement. Dans ce cas, les symptômes ressemblent à ceux du décollement du placenta normalement inséré. Cependant le toucher vaginal et le palper combinés permettent de constater l'épaississement du côté antérieur du segment inférieur de l'utérus, sur lequel s'insère le placenta. Et quand le travail est commencé on peut, dans certains cas, sentir directement avec le doigt vaginal, des cotylédons placentaires.

Il est un autre accident qui se produit assez fréquemment à la fin de la grossesse et au cours du travail et qu'on pourrait confondre avec le décollement prématuré du placenta, c'est la déchirure du sinus circulaire, accident signalé par Jacquemier (1) et Matheus Duncan (2), et dont MM. Budin, Bonnaire, Maygrier et Porak (3) ont rapporté des faits à la Société d'obstétrique et de gynécologie. La déchirure du sinus circulaire surtout causée par la minceur des parois de ce vaisseau survient souvent à l'occasion de traumatismes minimes, ou après des efforts de toux, des secousses, des émotions violentes, etc..., lorsqu'il a lieu au cours de la grossesse. Mais cet accident se traduit cliniquement par des signes qui ressemblent bien plus à ceux du placenta prævia qu'à ceux du décollement du placenta normalement inséré : issue de sang rouge par la vulve, pas de douleur, ni d'augmentation de volume de l'utérus, mais qui en diffèrent néanmoins par l'absence des signes fournis par le toucher vaginal au cas d'insertion sur le segment inférieur. L'examen de l'arrière-faix permet de voir le caillot sanguin pénétrant dans le sinus circulaire déchiré et d'éli-

---

(1) *Loc. cit.*

(2) Traduit par Budin. Sur le mécanisme de l'accouchement, 1876.

(3) *Bulletins et Mémoires de la Société obstétricale et gynécologique de Paris*, 1893, p. 110, 127, 141, 145.

miner ainsi rétrospectivement le décollement placentaire
d'origine traumatique, qu'on aurait pu soupçonner avant
l'accouchement, quand l'hémorragie due à la rupture du
sinus coronaire survient à la suite d'un traumatisme.
Peut-être doit-on attribuer en partie à cette confusion
cette idée qu'on retrouve surtout dans les anciens auteurs
que les traumatismes même légers, les simples efforts, les
secousses et les émotions violentes sont fréquemment la
cause du décollement placentaire, alors qu'ils ne sont
réellement que les agents secondaires, les faits à l'occasion
desquels s'est produite la rupture du sinus circulaire réellement due à la minceur des parois de ce vaisseau.

Mais supposons qu'on a constaté à la suite d'un traumatisme les symptômes que nous voyons d'ordinaire
apparaître lorsque nous nous trouvons en face d'un cas
d'hémorragie rétro-placentaire et que le diagnostic de cet
accident soit établi d'une façon ferme. Avant de l'attribuer au traumatisme, il faudra s'assurer que celui-ci a
bien porté sur l'abdomen (c'est seulement dans ces cas
que l'on a pu affirmer la corrélation entre le décollement
et l'accident qui l'a précédé). La présomption sera plus
forte si le tégument abdominal porte les traces d'une
ecchymose, mais nous avons vu que dans l'observation
de M. Lepage il n'avait jamais été possible de retrouver
ce symptôme, et cependant, il est bien probable que
le traumatisme était la cause des symptômes que l'on
observa.

L'analyse des urines permettra d'éliminer la cause la
plus fréquente de décollement placentaire : l'albuminurie,
que l'examen de l'arrière-faix après la délivrance fera

écarter d'une façon définitive si le placenta n'est pas parsemé de noyaux hémorragiques de date plus ou moins ancienne.

L'écoulement d'une quantité moyenne ou peu abondante de liquide amniotique au moment de la rupture des membranes et après l'expulsion du fœtus montre que l'hydramnios aiguë est étrangère à· la production du décollement du placenta, notion qui, d'ailleurs, est généralement acquise avant l'accouchement, par l'absence des signes caractéristiques de cette affection que Lehman a démontré pouvoir être parfois en cause.

Enfin, au moment de l'expulsion du fœtus on élimine la dernière cause connue de l'hémorragie inter-utéro-placentaire, je veux dire la brièveté naturelle ou accidentelle du cordon ombilical.

Le diagnostic étiologique ne peut donc être établi d'une façon définitive que lorsque l'expulsion du produit de la conception a eu lieu. Ce qui, en pratique, est suffisant puisque le traitement ne variera pas, quelle que soit la cause à laquelle on puisse attribuer l'accident.

M. Lepage a bien voulu nous communiquer l'observation suivante inédite, qui est instructive en ce qu'elle montre la nécessité d'un examen méthodique et complet. Il s'agit, non d'un décollement prématuré du placenta, mais d'un cas de mort du fœtus suivie de son expulsion prématurée, accidents que sans un examen approfondi de la femme on n'aurait pas manqué d'attribuer à une chute dans un escalier qu'elle prétend avoir faite huit jours avant l'expulsion du fœtus.

*Femme accouchée et délivrée en ville. Accouchement prématuré.
Enfant mort et macéré.* (M. Lepage. Inédite.)

Femme âgée de 19 ans, sans profession, primipare, dans
les antécédents de laquelle on ne relève rien d'intéressant. Arrivée à la maternité de la Pitié dans la nuit du 13 au 14 décembre 1900, à minuit, accouchée et délivrée.

Les dernières règles datent du 30 mai au 2 juin 1900. Mais
la femme perd du sang le 5 juin en petite quantité pendant
2 jours. Le 8 juin, elle a encore une faible perte de sang pendant quelques heures. Le 25 juillet, elle perd encore du sang
noir en plus grande quantité pendant une huitaine de jours.

Elle a toujours eu des pertes blanches.

Elle a perçu les mouvements actifs vers le 15 octobre ; tous
les jours, depuis le mois de juin, elle a eu des vomissements.

Elle prétend avoir fait une chute de douze marches dans un
escalier le 5 ou 6 décembre. A partir ce ce moment, elle n'a
plus perçu les mouvements actifs. Elle ne porte aucune trace
de ce traumatisme.

Il y a deux mois, elle a eu de l'œdème des jambes qui a
persisté pendant cinq semaines. Il n'a pas été fait d'examen
d'urines.

Depuis le 6 décembre, la malade perdait connaissance tous
les jours, quelquefois deux fois par jour ; elle restait dans cet
état pendant une demi-heure.

Enfin, le 13 décembre, à 4 heures du matin, elle a des contractions utérines douloureuses toutes les dix minutes. A 10 h. 15
du soir, elle se décide à venir à l'hôpital. Elle perd les eaux en
descendant du lit, et dans l'escalier le fœtus est expulsé spontanément. C'est alors qu'un médecin est demandé et fait la déli-

vrance par extraction simple à 11 h. 15 du soir. La malade arrive à l'hôpital à minuit. On lui fait une injection intra-utérine de 10 litres.

T. 37,1. Puls. 68.

Le fœtus, du sexe féminin, est mort macéré. Il pèse 1 260 grammes, il a une longueur de 41 centimètres. Le placenta est arrondi, il pèse 320 grammes. Les membranes sont déchirées, incomplètes. Le cordon s'insère au centre du placenta, il mesure 43 centimètres de long. Il est infiltré.

Le lendemain matin, après un examen de la femme, M. Lepage se demande s'il ne faut pas rapporter au traumatisme la mort du fœtus et par suite son expulsion prématurée. Mais, le surlendemain, M. Lepage, poussant plus loin ses investigations, examina la vulve de la femme et la trouva couverte de plaques muqueuses.

PRONOSTIC

On sait combien est grave pour l'enfant le pronostic du décollement prématuré du placenta. Il a succombé en effet :

13 fois sur 13 cas dans la statistique tirée des observations de la thèse de Dumarcet.

26 fois sur 28 cas dans la statistique de Mme Henry.

30 fois sur 32 cas dans la statistique de la clinique Baudelocque publiée dans la thèse de Lehman.

Le pronostic pour la mère était très grave d'après les chiffres donnés par les anciens auteurs. La mortalité s'élevait encore à 65,2 pour 100 dans la statistique de Braxton-Hicks, elle s'élevait seulement à 51,8 pour 100 dans celle de Goodel.

Dans la statistique de Dumarcet, sur 13 cas, la mère a succombé 5 fois.

Dans la statistique de Mme Henry, sur 28 cas, la mère a succombé 2 fois.

Dans la statistique de la clinique Baudelocque, sur 31 cas, la mère a succombé 2 fois.

Cet abaissement de la mortalité maternelle est certainement dû à l'action d'un traitement méthodiquement appliqué.

Dans les observations que nous présentons, nous

avons vu six fois seulement le traumatisme être en jeu.
Nous nous bornerons à constater que les six fois le fœtus
était mort et que deux fois la mère succomba à l'abondance de l'hémorragie. Mais dans l'observation de Barnes,
l'hémorragie rétro-placentaire avait été méconnue, et le
traitement dirigé contre la diarrhée dont avait souffert la
malade avait consisté dans l'administration d'opium.
L'observation de Maberly relate qu'on donne de l'ergot
de seigle à la malade, alors que l'utérus contenait encore
le fœtus et le placenta et que l'orifice utérin présentait déjà
de la rigidité. Peut-être dans ces deux cas les femmes sou-
mises à un traitement bien conduit auraient-elles survécu.

Mais malgré une thérapeutique sagement dirigée, les
femmes succombent parfois à l'hémorragie rétro-placentaire. Nous en trouvons une preuve dans une intéressante
observation inédite que nous avons recueillie à la Maternité de la Pitié et que M. Lepage nous a autorisé et même
engagé à publier, quoiqu'elle ne se rapporte qu'indirec-
tement à notre sujet. Dans ce cas en effet le décollement
prématuré du placenta doit être attribué, soit à la brièveté
accidentelle du cordon, soit à l'albuminurie.

OBSERVATION RECUEILLIE DANS LE SERVICE DE M. LEPAGE

*Décollement prématuré du placenta. Enfant mort avec deux cir-
culaires du cordon autour du cou. Albuminurie. Basiotripsie.
Délivrance artificielle. Mort de la mère par hémorragie.*

Sept accouchements antérieurs spontanés, à terme, enfants
vivants. Tous élevés au sein par la mère. Deux sont morts

(2° et 4°). Des cinq qui restent l'aîné a 17 ans et le plus jeune 2 ans. Le mari et la femme travaillent ensemble et fabriquent des chaussures d'enfants : ils sont tous les deux dans un état marqué de misère physiologique : le mari d'apparence chétive est pâle, maigre, voûté; la femme a toujours été, aussi, pâle et de santé délicate. La femme devient enceinte dans le courant du mois de mai 1898. Pendant sa grossesse aucune hémorragie; appétit bon; malgré cela, la femme supporte cette grossesse plus mal que les précédentes; au dire du mari, elle est fiévreuse et agitée.

Le 10 février, à cinq heures du matin, la femme se lève pour uriner, se recouche et se sent mal à son aise; elle envoie chercher une sage-femme; elle est prise sans aucune douleur d'une hémorragie qui devient rapidement très abondante, au point que les deux matelas et le sommier du lit sont traversés. La sage-femme qui arrive au cours de cette hémorragie demande un médecin qui vient immédiatement et qui en présence de l'état grave de la femme la fait transporter à l'hôpital.

La femme arrive dans le service à 8 heures et demie du matin, on l'examine aussitôt : la face est pâle, les muqueuses sont exsangues et décolorées; le pouls est à 142; la femme se sent extrêmement faible, mais n'accuse ni éblouissements, ni tintements d'oreilles; peu d'agitation. Au palper, utérus dur d'une façon absolument constante; le fond de l'utérus est à 38 centimètres au-dessus de la symphyse. L'auscultation ne permet de percevoir aucun battement du cœur fœtal. Au toucher dilatation d'un franc. Tête haute, simplement amorcée en G. A. Elle n'appuie aucunement sur le segment inférieur. La poche des eaux est plate, dépressible; caillots dans le vagin. L'analyse des urines décèle de l'albumine en petite quantité (urines recueillies à la sonde).

La femme perdant du sang, on débarrasse le vagin des

caillots qu'il contient et on rompt la poche des eaux. Il s'écoule une petite quantité de liquide amniotique teinté par le sang. Injections très chaudes répétées. Sérum artificiel en injection sous cutanée (3oo grammes). L'hémorragie cesse pendant une dizaine de minutes. A l'aide des doigts on dilate avec assez de facilité l'orifice utérin qu'on amène progressivement à une dilatation de 5 francs, puis d'une petite paume de main ; en insistant même, on arrive presque jusqu'à la dilatation complète ; mais dès qu'on retire les doigts, l'orifice reprend ses dimensions primitives d'une paume de main.

A neuf heures et demie, la tête est un peu descendue. L'hémorragie qui, dix minutes après la rupture de la poche des eaux, avait recommencé, mais avec peu d'abondance, devient à ce moment très abondante ; la femme commence à devenir très agitée ; ses téguments sont absolument décolorés, le pouls est à 14o. Nouvelles injections très chaudes. L'hémorragie externe s'atténue pour la deuxième fois, mais sans s'arrêter complètement. Injection de caféine ; 2° injection sous-cutanée de sérum (2oo grammes).

A 10 heures, M. Lepage examine la femme et constate que l'utérus est dur ; la paroi est résistante, elle ne se relâche à aucun moment. La tête est en bas ; à l'auscultation, on ne perçoit aucun bruit du cœur fœtal. Au toucher, défaut de tension au niveau des sutures et des fontanelles qui sont déprimées ; le doigt fait mouvoir les os de la tête les uns sur les autres, ce qui produit un bruit de crépitation osseuse perceptible pour les assistants par l'auscultation. Orifice du col dilaté comme une paume de main. Il est facilement dilatable. Diagnostic : fœtus mort en O. I. G., tête non engagée. Décollement prématuré du placenta. L'état général de la femme est à ce moment très grave ; signes d'hémorragie. Pouls = 13o. Hauteur de l'utérus = 38.

A 10 h. 10, M. Lepage fait la basiotripsie. Dilatation d'une petite paume de main; pas de chloroforme, nettoyage de la vulve et du vagin. M. Sauvage maintient solidement la tête fœtale en appuyant sur l'hypogastre de la femme. Introduction du perforateur qui traverse la voûte du crâne fœtal au voisinage de la fontanelle postérieure, dans le pariétal gauche. Immédiatement, écoulement de matière cérébrale dans le vagin; le perforateur vient buter contre la base du crâne, en produisant le choc spécial. Le perforateur étant confié à un aide, introduction à l'aide de la main gauche de la cuiller gauche, la main droite servant de guide; décroisement, articulation de la cuiller et du perforateur; mise en place de la vis de pression, petit broiement.

Introduction de la cuiller droite, tenue de la main droite, la main gauche servant de guide. Il existe un grand écart entre la cuiller et le perforateur. Grand broiement; une grande quantité de matière cérébrale s'écoule.

Extraction de la tête broyée : le basiotribe est tourné de telle sorte que la courbure des cuillers regarde non plus le pubis de la femme, mais l'ilium droit; la tête est extraite avec lenteur, mais très facilement. Autour du cou, le cordon forme deux circulaires serrés, on le coupe entre deux pinces. Dégagement des épaules et extraction facile de l'enfant. Hauteur de l'utérus après l'extraction = 25 centimètres.

A 10 heures et demie, délivrance artificielle. Pendant qu'un aide comprime l'aorte abdominale au droit du rachis, après l'extraction du fœtus, M. Lepage introduit rapidement la main gauche dans l'utérus, il constate que le placenta est inséré en entier sur la face antérieure de l'organe : le placenta est manifestement décollé dans toute son étendue séparé de la paroi utérine par du sang en partie coagulé. Au moment de l'extraction du placenta et des membranes, il se produit un léger écoulement de sang liquide. Lorsque le placenta est sorti, des caillots de formation très récente sont expulsés en grande abondance ; irrigation intra-utérine, tamponnement léger de l'utérus avec de la gaze stérilisée. La femme n'a plus perdu de sang à partir de ce moment.

Pendant l'extraction de l'enfant et pendant la délivrance, la femme n'accuse pas de souffrance.

Lorsque l'extraction de l'enfant et la délivrance sont terminées, l'état de la femme est très grave : décoloration complète des téguments et des muqueuses, les pupilles sont dilatées, le visage couvert de sueur ; la malade veut se mettre sur le côté, elle est très agitée, plusieurs aides sont obligés de la tenir, le pouls est très rapide et faible : injection sous-cutanée de sérum. 2° piqûre de caféine, oxygène ; la malade est maintenue la tête basse. Malgré tout cela, les symptômes s'aggravent ; à un moment, la malade se plaint de ne plus voir clair ; puis à l'agitation succède une période d'abattement et de stupeur. La femme ne donne plus signe de vie, cependant les battements de l'aorte persistent. On fait la respiration artificielle, des tractions rythmées de la langue et une injection de sérum dans la veine médiane céphalique gauche. Mais au bout d'un certain temps, les battements aortiques disparaissent à leur tour, malgré l'introduction de sérum dans la veine. La malade meurt à 11 heures et demie.

Enfant : sexe masculin, pesant 2 900 grammes après la basiotripsie, longueur 49 centimètres. La tête a été écrasée par le basiotribe de la façon suivante :

a) Trou produit par le perforateur alésoir à un centimètre de la fontanelle postérieure, au voisinage de la suture sagittale, au niveau de l'angle postéro-supérieur du pariétal gauche ; il admet facilement la pulpe de l'index.

b) La petite cuiller a laissé une empreinte oblique en bas et en avant sur le pariétal gauche, la moitié gauche et un peu

de la moitié droite du frontal, et la base du nez à égale distance
des deux yeux, dont le gauche est resté dans la cavité orbitaire
et dont le droit est complètement énucléé.

c) La grande cuiller a laissé une empreinte oblique en bas
et en avant comprenant la moitié droite de l'occipital, la partie
inférieure du pavillon de l'oreille droite et l'apophyse mastoïde,
la moitié droite du maxillaire inférieur qui est complètement
broyée.

La tête est donc aplatie suivant un plan vertical oblique
passant en avant par le menton, la pommette droite, le frontal et
le pariétal droit ; passant en arrière par le menton, le massif
maxillaire supérieur gauche (avec l'oreille) et le pariétal gauche.

A l'intérieur de la boîte crânienne, il n'y a plus de matière
cérébrale.

Aucune malformation.

Les caillots retirés de l'utérus par la délivrance artificielle
pèsent 1 200 grammes.

Le placenta est complètement décollé, il pèse 460 grammes.
Les cotylédons sont aplatis ; au lieu de l'aspect villeux normal,
ils présentent un aspect absolument vernissé. Les sillons inter-
cotylédonaires sont peu marqués. A la périphérie du placenta,
quelques noyaux rappellent les infarctus qu'on observe dans
l'albuminurie ; sur quelques cotylédons, infiltration sanguine
sans changement de consistance des tissus, aspect normal des
cotylédons.

Les membranes sont intactes et mesurent 23,7.

Cordon : insertion rapprochée du bord placentaire ; longueur
totale du cordon, 57 centimètres. En faisant deux circulaires
autour du cou, la portion du cordon qui reste, mesure 20 centimètres.

En résumé, la cause du décollement prématuré du placenta
ne peut être affirmée, il est possible que la traction du placenta

par le cordon soit la cause du décollement ; néanmoins, la femme présente de l'albuminurie et les cotylédons n'ont pas l'aspect normal.

Résultats de l'examen nécroscopique.

Cœur normal ; pas d'artério-sclérose ; valvules intactes ; myocarde normal à gauche, faible et graisseux à droite.

Reins pâles et exsangues, mais sans lésions de néphrite.

Utérus. Rien de particulier. La surface d'insertion du placenta est marquée par un enduit noirâtre, rétiné. Il n'y a pas de rupture du corps, mais le col présente sur sa partie latérale droite une déchirure de 5 centimètres de longueur qui n'entame pas la totalité de l'épaisseur de la paroi.

La mort a été causée par l'hémorragie rétro-placentaire qui a été abondante : 1 250 grammes de caillots dans l'utérus. Il y avait dans la plèvre, le péricarde et le péritoine une exsudation séro-sanguine assez abondante.

TRAITEMENT

Quelle sera donc la conduite à tenir? Elle variera suivant les cas qui se présenteront. Delaforterie, appelé auprès d'une femme qui venait de mourir d'une hémorragie foudroyante, pratiqua l'opération césarienne dans le but de sauver l'enfant. Quoique très rationnelle, sa conduite n'est qu'exceptionnellement applicable, car lorsque la mère meurt d'hémorragie, l'enfant a généralement succombé.

Celle de Bagot rapportée dans l'observation de Macolm Storer n'était pas moins rationnelle lorsqu'il pratiqua une opération de Porro dans le but d'éviter à la femme dont l'état était désespéré une nouvelle perte de sang, soit celle qui suit ordinairement la délivrance, soit une hémorragie qu'aurait presque fatalement provoqué quelque tentative sur le col de l'utérus rigide et non dilaté. La conduite tenue par Bagot fut suivie de succès.

Mais ces deux cas sont d'une exceptionnelle gravité; les procédés auxquels on doit recourir dans les cas ordinaires sont tout différents.

D'après la thérapeutique indiquée dans les thèses de Rousseau-Dumarcet et de Lehman, basée sur celle qui est pratiquée dans le service de M. le Pr Pinard, on a recours tout d'abord aux injections vaginales chaudes à. 48° pour arrêter l'hémorragie. Mais ce procédé est souvent insuffisant, l'action hémostatique de l'eau chaude ne pouvant pas toujours porter sur le placenta inséré loin du col de l'utérus.

Si ce moyen ne réussit pas, on pratique la rupture artificielle des membranes qu'il ne suffit pas de ponctionner mais qu'il faut déchirer largement. Cette intervention suffit quelquefois pour arrêter l'hémorragie externe et amener la terminaison rapide de l'accouchement. Mais il n'en est pas toujours ainsi.

Il faut alors avoir recours à l'application du ballon de Champetier. Lorsque cette intervention est rendue impossible par le fœtus qui appuie contre le segment inférieur, ou par le col de l'utérus qui est dur et rigide, on doit recourir à la dilatation manuelle.

Plus tard une application de forceps peut être indiquée lorsque, la dilatation de l'orifice utérin étant complète, l'expulsion du fœtus se fait lentement. Comme généralement le fœtus est mort, on peut remplacer le forceps par le basiotribe, dont l'usage permettra, en outre, le passage du fœtus à travers un orifice utérin incomplètement dilaté.

Si l'expulsion du placenta ne suit pas immédiatement celle du fœtus, il faut pratiquer la délivrance artificielle, intervention qu'on fera suivre d'une injection intra-utérine très chaude.

Puis on devra lutter contre l'anémie qui s'empare de toute femme épuisée par l'hémorragie. On condamnera la femme à l'immobilité absolue, on la placera la tête basse, on lui fera des enveloppements chauds ; on lui prescrira de l'alcool, du café, et on pratiquera des piqûres d'éther et de caféine. Enfin, on devra recourir aux injections sous-cutanées, même intraveineuses de sérum artificiel.

CONCLUSIONS

———

I. — Le traumatisme est une cause certaine de décollement prématuré du placenta.

II. — Pour produire cet accident il faut un choc assez violent portant directement à travers la paroi abdominale sur la paroi de l'utérus, de sorte que le traumatisme est beucoup plus rarement en cause que ne l'ont écrit les anciens auteurs.

III. — Il n'est pas prouvé que le décollement placentaire puisse se produire même après un traumatisme portant sur la région abdominale, si le placenta n'est pas inséré à la paroi antérieure de l'utérus.

IV. — C'est l'interrogatoire de la malade, ainsi que la constatation des symptômes révélés par un examen méthodique qui permettront d'écarter les autres causes d'hémorragie rétro-placentaire. Souvent le diagnostic ne pourra être établi qu'après l'examen de l'arrière-faix. C'est ainsi qu'il a été procédé dans les cas où la preuve clinique du décollement prématuré d'origine traumatique a pu être faite. L'autopsie pratiquée dans un cas a permis d'établir la preuve anatomique seule indiscutable.

V. — Les règles du traitement du décollement prématuré du placenta d'origine traumatique ne diffèrent pas des indications thérapeutiques à remplir lorsque cet accident reconnaît une autre cause.

CHARTRES. — IMPRIMERIE DURAND, RUE FULBERT.